1日2分！
もも裏歩きで
ひざの痛みがたちまち消えた

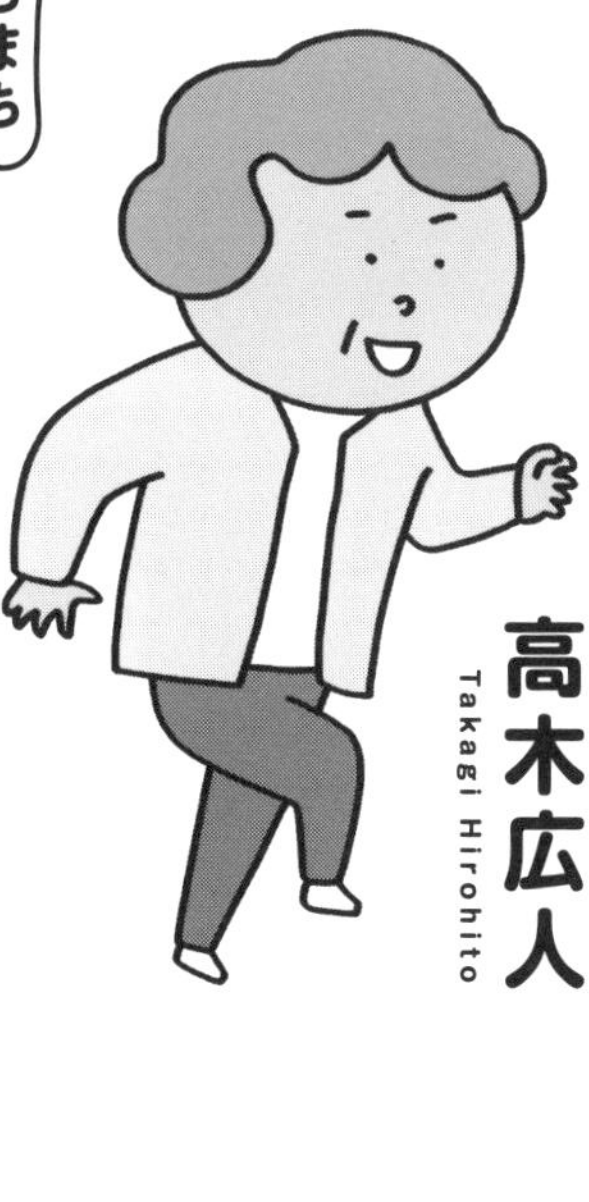

高木広人
Takagi Hirohito

はじめに

「歩き方を変えるだけで、ひざの痛みがその場で消える！」

そう言われたら、あなたはどう思いますか？


「まさか！」

「嘘でしょう？」

「そんなことで治るのなら苦労しないよ」

変形性膝関節症などで長年ひざの痛みに悩まされてきた人ほど、きっとそんなふうに反応するのではないでしょうか。


では、論より証拠です。

私は、東京都江東区で整骨・整体の施術院を開業しています。施術家として23年目になります。これまで多くの患者さんの痛みを治してきました。

まずは、当院に来院されたある患者さんの例を紹介しましょう。

渡辺桂子さん（仮名）。85歳の女性です。ひざの痛みを訴えて来院しました。

病院の整形外科で変形性膝関節症と診断され、3年間治療に通いました。

しかし、ひざの痛みは一向に改善せず、病状はどんどん進行して、医師から人工関節の手術を勧められたそうです。


ですが、手術はしたくないとのことで、友人から紹介されて、当院を訪れました。

長くアメリカで生活していた方で、向こうではゴルフ三昧《ざんまい》だったそうです。実際、年のわりには若くお元気です。

でも、**80歳を過ぎてひざに痛みが出てきました。**

「ずっとゴルフなどの運動を続けてきたのに、どうして急にこんなひざになってしまったのか……」

ご自身でも納得がいかない様子でした。

小柄な方ですが、体重は標準以上です。

足を見ると、ひどい外反母趾《がいはんぼし》がありました。X脚もありました。外国でのイスに座る生活が長かったせいか、股関節も硬くなっていました。

原因は一目瞭然でした。「歩き方」が悪かったのです。

いくら健康に気をつけて運動をしていても、基本的な歩き方ができていないと、必ず体に痛みが出てきます。

施術院で実際に歩いてみてもらいました。

歩き方を観察すると、ひざが悪いため、歩幅が小さく、俗に言う「ちょこちょこ歩き」になっていました。歩いていると、時折、左右にふらつきます。

「ほら、ちゃんと歩けないわよ」と桂子さん。

ひざが痛いので、最初は歩くことを渋っていました。

そこで、私は正しい歩き方を指導し、そのとおりに歩いてもらいました。

「あれ？　ちゃんと歩ける。全然痛くないわ。何これ？　変なの……」

桂子さんは驚きのあまり、何度もこう口にしました。

とても信じられない……まるで狐につままれたような表情を浮かべていました。

歩き方を変えただけで、ひざの痛みが一瞬で消えたのです。

ちなみに、この日、私は体にはまったくふれていません。整骨や整体の施術は一切していないのです。歩き方を指導しただけです。

べつに、これは奇跡でもないし、偶然でもありません。

実際に、**正しい歩き方を実践するだけで、何年も苦しめられてきたひざの痛みがたちどころに改善する例は本当にたくさんあるのです。**

その後、桂子さんは1週間に一度のペースで3か月ほど通院しました。

ひざの矯正や股関節の施術を多少行いましたが、メインはご本人に正しく歩いてもらうことだけです。

その結果、痛みは完全に消失し、足の筋力もついてきました。

なぜ桂子さんのひざの痛みは、一瞬で消えたのでしょう。

それは、**正しい歩き方をすると、関節が正しい位置に戻るからです。関節同士がぶつからなくなるので、痛みがなくなります。炎症ももちろん引いていきます。**

さらに正しい歩き方が習慣になれば、次第に筋肉がついてきて、自分の筋肉がサポーター代わりになってくれます。

そうなればもう安心です。

実は、この話には後日談があります。**つい最近のことですが、ひょんなことで桂子さんは転倒してしまったのです。しかし、正しい歩行によって筋肉がついていたため骨折をせずに済みました。**

ただ、股関節に炎症を起こし、3週間ほど家で寝ていたそうです。

ご高齢で3週間も寝込むと、普通は筋肉が落ちてしまい、もう動けなくなってしまいます。そのまま寝たきりになってしまう可能性さえあります。

しかし、**桂子さんはまたすぐに歩くことができました。上手な歩き方を実践していたために、筋力の「貯金」ができていたのです。**

最近、変形性膝関節症などによるひざの痛みを抱えている人が増えています。とくに、高齢で肥満気味の女性に少なくありません。
なぜ、痛みの出る体になってしまうのでしょう？
なぜ、関節が悪くなっていくのでしょう？

根本的な原因は、普段の「歩き方」と「姿勢」にあるのです。
間違った歩き方や姿勢の習慣を繰り返すことで関節は悪化し、痛みの出る体になってしまうのです。

そして恐ろしいことに、9割の人が間違った歩き方と姿勢をしています。

間違った歩き方とは、「足を前に出す歩き方」です。

「えっ、足を前に出すから、歩けるんでしょ」と思いませんでしたか？
もう、その時点で危険です。
あなたは、間違った歩き方をしている9割の人かもしれません。

私は当初、ひざの痛みのある方に対して施術をしてから歩き方をアドバイスしていました。

しかし、施術をしなくても、歩き方を指導するだけで痛みの治るケースが続出しました。

そこで、さらに研究を重ね、理想の歩き方にたどりつきました。

この歩き方を私は「もも裏歩き」と名付けました。


詳しくは次章以降で説明しますが、ひとことで言うと、もも裏歩きとは「足を体よりも後ろに引き、もも裏の筋肉を使って歩く」という方法です。

本書では、**1日たった2分で、「正しい歩き方＝もも裏歩き」が身につく方法を紹介しています。**


もも裏歩きが身について、歩き方が正しくなれば、ひざの痛みはもちろん、腰痛なども解消します。

そして、寝たきりになどならずに、一生、自分の足で歩ける、元気な100歳を目指してほしいと思います。

2019年3月

高木広人

『正しい歩き方＝もも裏歩き』

❶ 下腹部を締める

❷ みぞおちを前に出すように意識する

❸ 足の裏の土踏まずの中心に重心がくるように立つ

❹ 両方の足先をやや開き、60度くらいにする

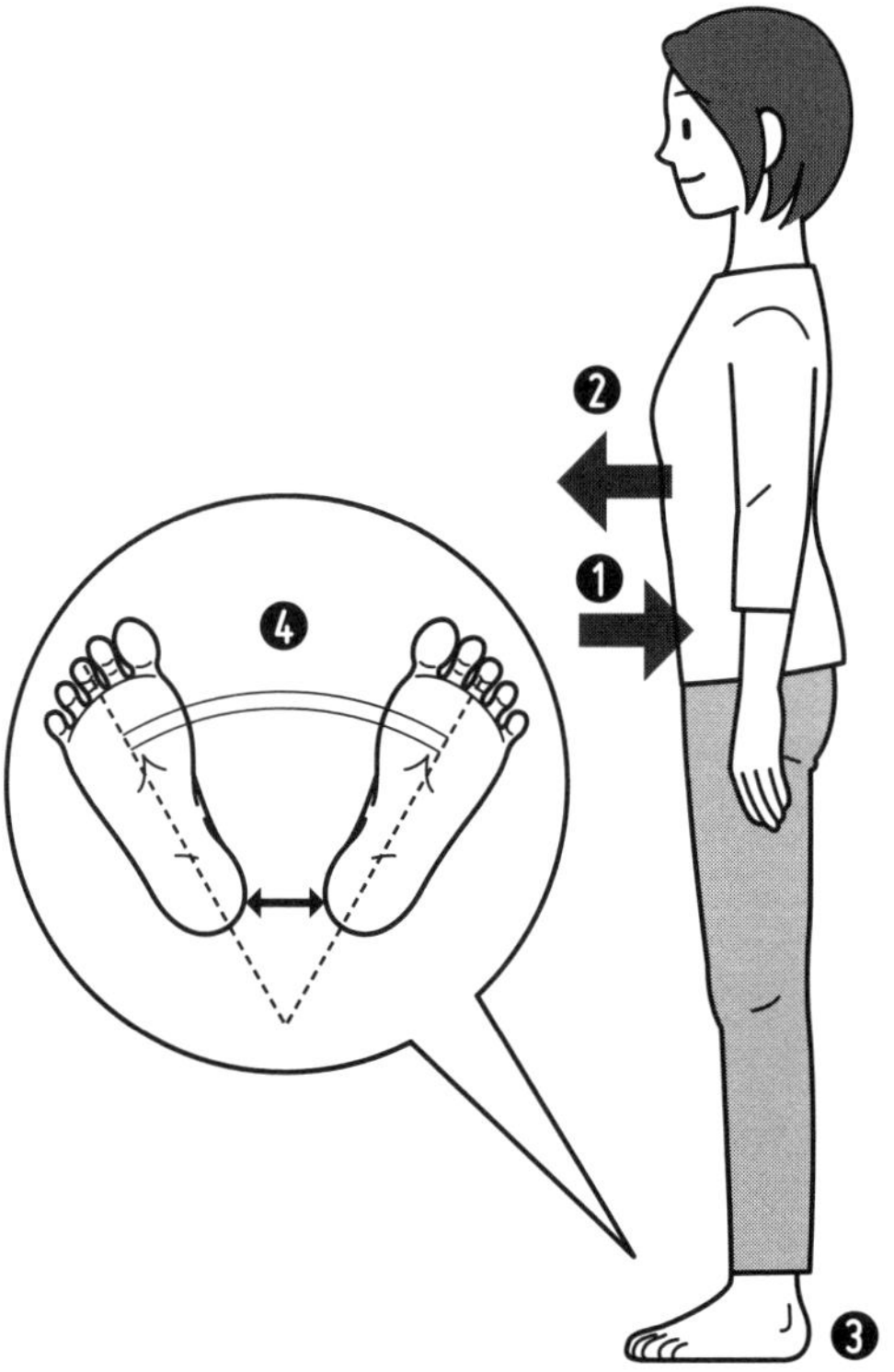

❺ 片側の足に重心を乗せ、腰を曲げず、もも裏とお尻の筋肉を使って、足裏で床を後ろに追いやる感じ（後ろへ送り出すように）に引く

❻ 床に向かって後ろに引いた力で体が前に動く

❼ 前に自然とついた逆側の足で❺と同じ動作をする

❽ ❺～❼をくり返す

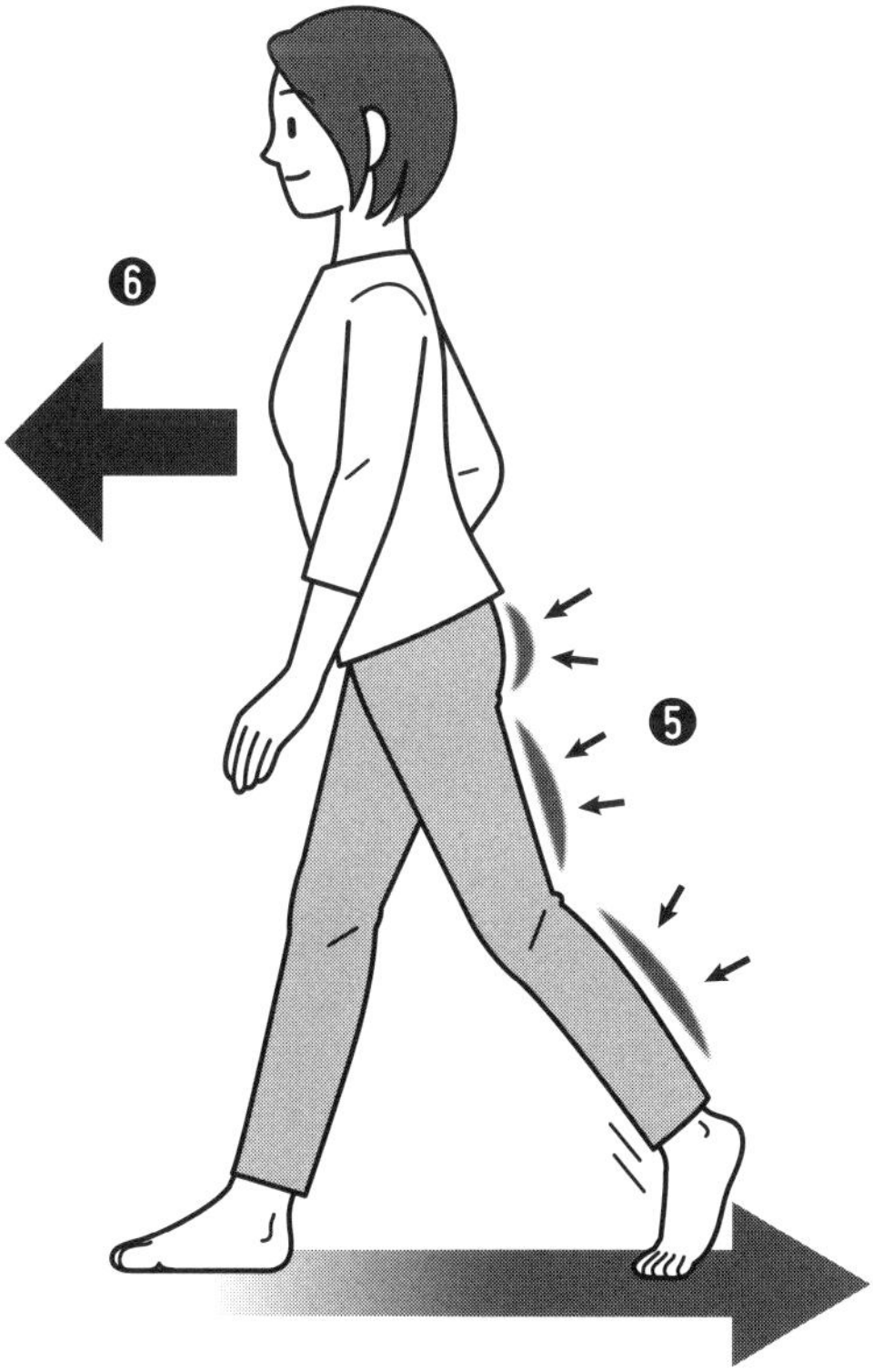

POINT

正しい姿勢をつくり、もも裏とお尻の筋肉を使って、後ろの歩幅が大きくなるように歩きます。股関節の前側やひざの裏側が十分に伸びていることを意識して歩いてください。

1日2分で『正しい歩き方＝もも裏歩き』が身につく「壁押しトレーニング」

❶ 壁に向かって立ち、胸の高さで壁に両手をつけて、体を支えます。壁と体の距離は10センチ程度です。けっして、お腹を出さず、締めておいてください

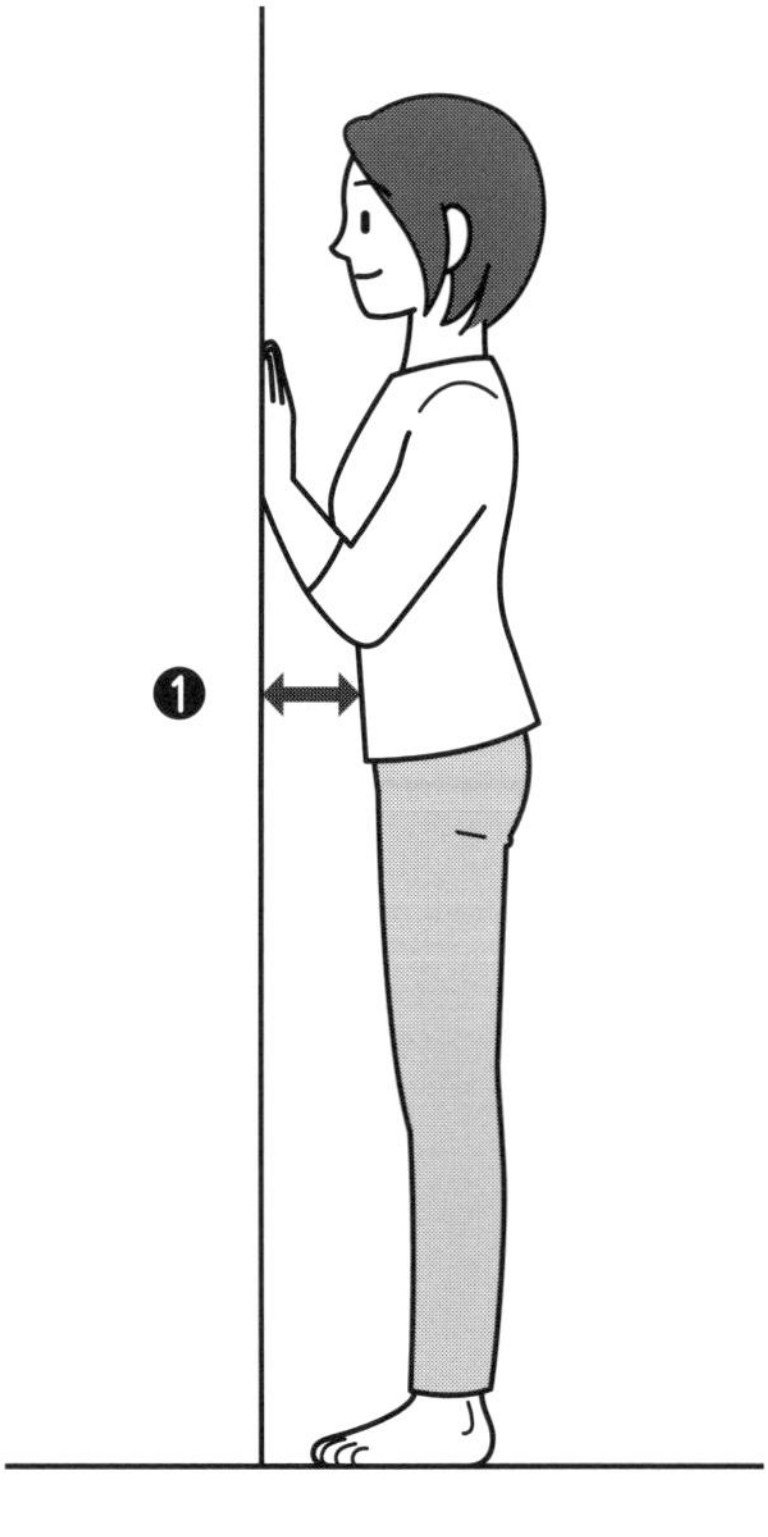

❷ そのままの姿勢から片足のひざの少し上(ももの下の方)を壁につけて、つま先を浮かせ、ひざを90度に曲げます。つまり、片足立ちの状態にするのです。このとき、地面についているもう片方の足はつま先を45度くらい開いてください

❸ ひざで壁を強く3秒ほど押し続けます。反対側の足の太ももの裏側やお尻の筋肉をさわってみてください。筋肉が硬くなっているのがわかるでしょう

❹ 3秒ほど押したら、
もう片方の足を行います。
足を交代して続け、
各20回行います。
これで2分です

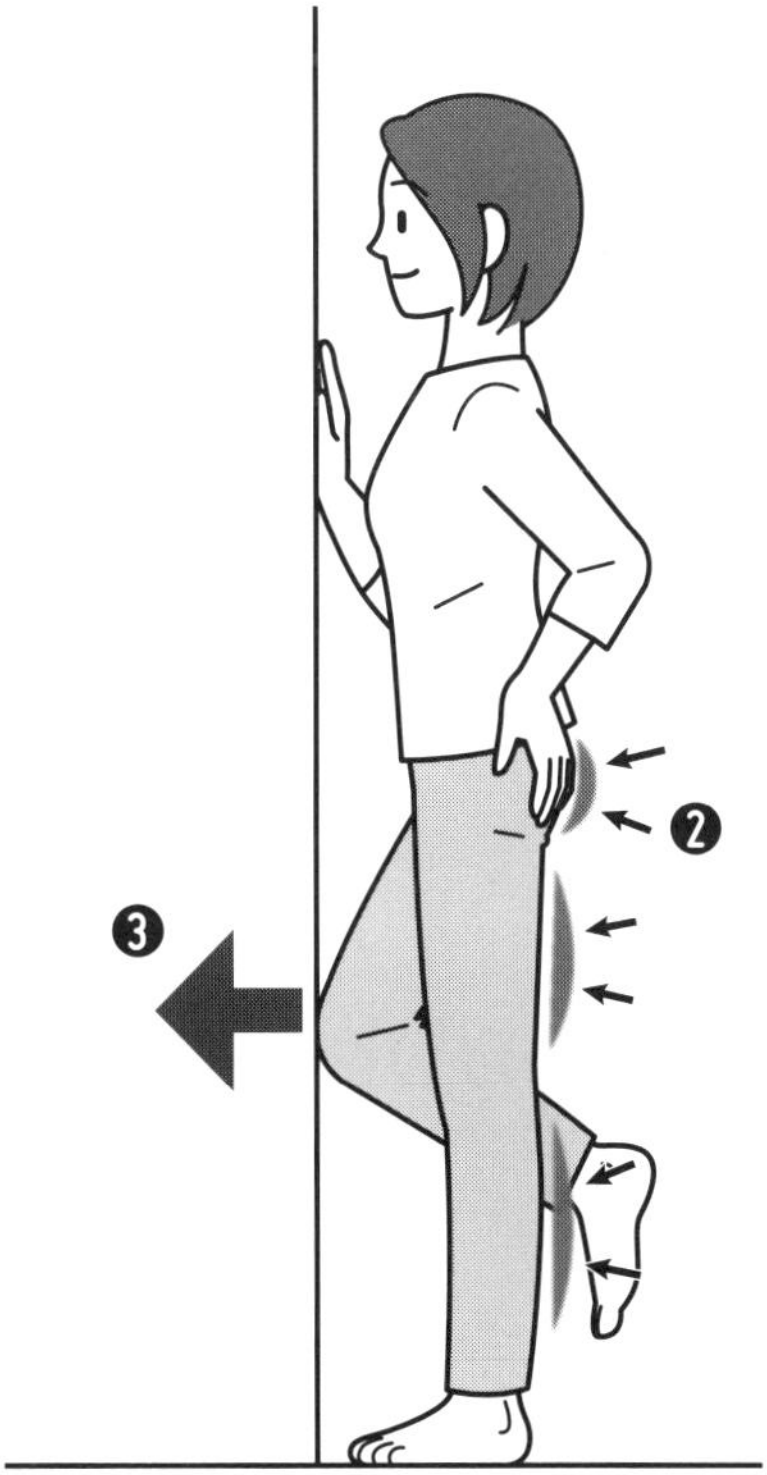

POINT

この壁押しトレーニングをすることで、もも裏歩きで必要な「太ももの裏側に力の入る感覚」が身につきます。この感覚が、私たちが忘れ失ってしまったもも裏とお尻の筋肉の使い方を呼び起こすのです。すると、誤った歩き方である「足を前に出す歩き方」が自然となくなります。普段から、正しい歩き方ができるようになるのです。

第1章

9割の人は歩き方が間違っている。だから、ひざが痛くなる

第2章

ひざの痛みが消える「もも裏歩き」

第 3 章

歩き方を変えたら人生が変わった！病院で治らなかったひざ痛の改善症例

第4章 もも裏歩きで、痛みとさよならして、もっと健康になる

第5章 寝たきりになりたくないなら、正しく歩こう！

第 1 章

9割の人は歩き方が間違っている。だから、ひざが痛くなる

ひざ痛や、寝たきり予備軍をつくる、間違った歩き方をしていませんか?

最初に、自己チェックをしてみましょう。

ひざなど関節の痛みがある人はもちろんですが、それ以外でも次のような項目に当てはまる人は、間違った歩き方をしている可能性が高いです。

1. よくつまずく
2. 歩くときに左右にぶれる
3. 坐骨神経痛がある
4. 股関節が開きにくい
5. 足がむくむ
6. 足がつる
7. お尻が扁平
8. お尻の上部に肉がついて硬くなっている

9 立つとももの間に隙間ができる
10 ひざが伸びない
11 寝返りが少ない
12 靴下のかかとに穴が開く
13 足のすねが疲れる
14 ももの前の筋肉が張って硬くなっている
15 足の裏にタコができる
16 アキレス腱が硬くてしゃがむことができない

私が「歩き方」の大切さに目覚めたきっかけ

当院には多くの方がひざの痛みで来院されます。

私には独自のひざの矯正技術があります。他のどこもやっていない矯正法です。ひざの痛みをとることに関しては、他の施術家よりも優れているという自負もありました。

実際、施術で痛みを楽にするのはさほど難しいことではありません。毎回の施術後、その場で痛みが半減し、調子を取り戻して帰っていく患者さんはたくさんいました。

しかし、1週間後に来院されたときにはほとんど症状が元に戻っているのです。「調子がよかった状態は何日間続きましたか?」と聞くと、最初のうちは「4日間くらい大丈夫でした」と答えていました。

しかし、それが3年も経つと、「2日間くらいでした」という返事になってしまうのです。同じ施術を行っても、よい状態が長続きしなくなっているのです。筋力が衰え、ひざの変形が進んでいるからです。

自分でできる筋トレやストレッチの指導も行ってきました。しかし、どれだけ指導しても意味がありませんでした。結局、ひざはダメになっていくのです。

そういった方を多数診ていて悔しい思いを抱えていました。

そして、**やはり誤った生活習慣を根本から改善しなければ治らないという結論にたどりついたのです。**

「正しく歩く」のポイントは「もも裏」と「お尻」

では、**日常的に誰もが必ず行うことで、いちばん欲しい筋肉がつく動作は何なのか？たどりついた結論は「歩くこと」でした。**

生活していれば必ずしなければならないこと。そして、いつでもどこでもできること。それが歩くことです。これしかない。そう確信しました。

職業柄、どこの筋肉をどう使えば、関節が守られて、痛みの出ない体になるのかは知っていました。

そこで、まず自分の歩き方を意識してみました。

私は42歳になります。

そろそろ体のどこかにガタが来始めてもおかしくない年齢ですが、どこにも悪いところはなく至って健康です。ひざの痛みも腰痛もありません。姿勢もよいと思います。

患者さんに指導しているわけですから、姿勢はよくて当然ですが。お尻の筋肉も、ももの筋肉も、ふくらはぎも発達しています。

しかも、仕事以外にこれといった運動はしていません。たまの休日にゴルフをするくらいです。それでも、私の筋肉は衰えていないのです。ヒントは自分の体にあると思いました。

そこで、**自分がどこの筋肉をどのように動かしているのかを分析しました。**

その結果、私は仕事で患者さんの体を揉むときに、腕だけではなく足の筋肉もたくさん使っていることに気づきました。そして、**とくに使っているのが、もも裏だということもわかりました。**

さらに、人は歩くときにどの筋肉を主体に使っているかも分析しました。

「なんだ、簡単じゃないか！」

歩くときにもっとも必要なのは、まさに私が普段使っている筋肉だったのです。これが私を「**歩き方の研究**」**へと真剣に向かわせるきっかけになりました。**

そして、私は患者さんに正しい歩き方を「言葉」で説明しました。「ここここの筋肉を使って、強く速く歩いてください」「そのときの姿勢はここを引いて、ここを出すように」といった具合です。

ところが、患者さんには伝わらないのです。「理解不能」といった顔をされるのがオチでした。

そこで私は、「ちょっと歩いてみてください」と言って院内を歩いてもらいました。

「そうじゃなくて、ここの筋肉を使うんです」

手を添えて、使う筋肉を指示したりもしました。しかし、その筋肉にまったく力が入りません。

「その筋肉は逆です」

使ってほしい筋肉どころか、逆側の筋肉ばかりに力が入ってしまうのです。いくら説明しても、こちらが苛立ちを感じるほどできないのです。

ひざが痛い人は、歩き方が間違っていた

それで初めて知ったのです。**ひざの痛い人は、正しい筋肉の使い方をすっかり忘れてしまっている**ことを。

つまり、元をたどれば、**本来歩くときに使わなければならない筋肉を使えないから、ひざが痛くなった**のです。

これは言葉で説明してもなかなか理解してもらえません。

また、正しい歩き方というのは頭で納得した上で実践しなければ習慣になりません。しかし、多くの患者さんは復習することができず、その場かぎりになってしまうのです。

「患者さんに理論と実践の両方をわかりやすく教えなければならない」

私は切実にそう思いました。

正しい歩き方の理論を確立し、実践する人が増えれば、ひざの痛い人もそれ以上悪化せ

ずに人生を送れるようになる。

それに、この先、**ひざの痛みだけではなく、腰や股関節、足首などが悪くなってしまうと思われる人の予防ができることになる。**そう考えたのです。

それまで私は「手術が必要な人以外を自分の施術で治す」ということが自分の使命だと考えていました。それが一変したのです。

「**施術だけではダメだ。正しい歩き方を一般に広め、そのことを通して生涯を幸せに送れる人を増やそう**」

そう決心しました。

そうなれば、「介護されない人生」を長くすることができます。

誰の世話にもならず、自分の足で好きな場所へ行けて、好きなことをやって人生の終焉《しゅうえん》を迎えられます。

人間にとって、これ以上、素晴らしいことはないのではないでしょうか。

寝たきりになる大きな原因は、やっぱり足、ひざ、腰にある

こんなデータがあります。

厚生労働省の国民生活基礎調査（平成25年度版）です。

65歳以上の人の「要介護」の直接原因（ほぼ「寝たきり」の直接原因）は次のようになっています。

1位　脳卒中（21・7％）
2位　認知症（21・4％）
3位　高齢による衰弱・老衰（12・6％）
4位　骨折・転倒（10・9％）
5位　関節疾患（6・8％）

6位以下は、パーキンソン病、心臓病、糖尿病、呼吸器疾患、がんと続きます。1位と

2位、6位以下はすべて「病気」です。

ここで注目してほしいのは**3位、4位、5位**です。この3つを合わせると約30％にもなります。これらは病気ではありません。

つまり、**病気以外の原因で寝たきりになってしまう人が約3割もいる**ということです。

病気でもないのに寝たきりになるなんて、こんなに悔しいことはないと思いませんか？

これまで**一生懸命に働いてきて、老後を楽しく過ごそうと思っていたのに寝たきりになってしまう。孫とお出かけしたり、家族と旅行に行ったり、趣味を楽しむこともできなくなってしまう**のです。

さらに、要介護の一歩手前の「要支援」の原因別データも見てみましょう。

1位　関節疾患（20・7％）
2位　高齢による衰弱・老衰（15・4％）
3位　骨折・転倒（14・6％）
4位　脳卒中（11・5％）

5位　心臓病（7・0％）
6位　認知症（3・6％）

1～3位の「関節疾患」「高齢による衰弱」「骨折・転倒」が約50％と半分を占めています。
つまり、**寝たきり予備軍の半分は病気以外**の原因によるのです。

ここで、これらの原因について考えてみましょう。

まず、「高齢による衰弱・老衰」についてです。もちろん、年を取れば誰しも体力や内臓機能は衰えていきます。でも、80歳を過ぎて超高齢になっても元気で歩けて、要介護や要支援とは無縁の人も少なくありません。

また、「骨折・転倒」は足腰の衰えが原因です。足腰の筋力が落ちなければ骨折や転倒は防げるはずです。

「関節疾患」はどうでしょう？　リウマチなどの特殊な関節炎を除くと、これらのほとんどは変形性の関節疾患です。その代表が変形性膝関節症や変形性股関節症です。年齢を重ねても変形しない関節を維持できればこうした関節疾患にかかることも防げます。

つまり、**足、ひざ、腰の関節など下肢に問題を抱えていて歩けなくなる人が、要介護・**

要支援となり、やがて寝たきりになってしまうのです。


では、歩けなくなってしまう原因は何なのでしょうか？

それは、普段の「歩き方」と「姿勢」にあるのです。

毎日、運動していても、筋力が落ち、関節が固まってしまうという事実

「私は毎日歩いているから大丈夫」

「週に3日は体操や運動をしている」

「毎日プールで泳いでいる」

と自信をお持ちの方もいるでしょう。


しかし、**普段の生活の中で正しい歩き方と姿勢ができていなければ、これらはまったく無駄になります。**

本当に必要な筋肉に対しての筋力がつかないからです。

せっかくがんばって運動を続けていても、歩き方と姿勢が間違っているため、そのうちに本当に必要な筋肉の筋力が弱くなり、必要な筋肉を使えないくらいに関節が固まってしまうのです。

ひざが痛くて約4割の人が歩けなくなる

次に、要支援となる原因の1位である関節疾患について詳しく見ていきましょう。

その内訳を部位別に見ていくと、上肢が26・2％、下肢33・2％、脊椎・脊髄31・9％です。

さらに、下肢を細かく分類すると、膝関節42・1％、足関節34・2％、股関節14・6％となっています。

また、診断分類別に見ると、変性疾患・拘縮がもっとも多く63・9％を占めています。

つまり、こういうことです。

歩けなくなって要支援になる人の6割以上は、関節に何らかの変形や可動域（関節が問題なく動く範囲や角度）の異常が見られます。

そして、4割以上の人がひざに問題を抱えているために歩けなくなるということです。

変形性膝関節症というのは、ひざの関節への過剰な負担などにより、関節表面の軟骨のすり減りや半月板の変性によって、関節内に炎症が起きたり、関節が変形したりして痛みが起こる病気です。

この状態でさらに軟骨に負担がかかると、さらに軟骨が摩耗して、それがまた炎症や変形のもとになるという悪循環に陥ります。

いまや日本では変形性膝関節症の患者さんは約1000万人に上ると考えられていま す。そして、その多くは50～80歳代の女性です。

なぜ、膝関節が変形してしまうのでしょう？

何がいけなかったのでしょうか？

病院のX線検査で変形した関節を見せられ、医師に「年のせいですね」と言われて、あなたは納得できますか？

なぜ病院では、ひざの痛みが治らないのか？

実は、ひざの痛みを訴えて当院を来院する人の多くが、変形性膝関節症と診断されながら、治療の手立てのないままに途方に暮れています。

なぜ、病院に行っても、変形性膝関節症などによるひざの痛みがよくならないのでしょう？

それは**痛み止めの薬や湿布薬、ヒアルロン酸の注射などによる対症療法に終始し、根本的な原因に対処できていないからです。**

ですから、ひざの変形はどんどん進行してしまいます。

そもそも、すり減ってしまった軟骨は基本的に再生しません。つまり、西洋医学的な治療では根本原因にアプローチすることはできないのです。

最近は変形性膝関節症に対する軟骨組織の再生医療も試みられていますが、まだ効果は未知数です。しかも、治療には健康保険がきかないので自費診療となり、経済的な負担は小さくはありません。

結局は、何の手立てもないままにひざの変形が進んでいき、痛みがひどくなると医師に人工関節手術（人工膝関節置換術）などの手術を勧められることになります。

最近、**人工関節手術は成功率が高くなりましたが、合併症のリスクとともに経済的な負担も大きく、あくまでも最終手段と考えるべきです。**

軟骨のすり減り具合や年齢などによっては、人工関節手術をした方が筋力を維持できる場合もあります。

でも、できることなら自分のひざのままで一生を過ごしたいものです。

私は人工関節手術を否定しているわけではありません。関節の変形が極度に進行してしまい、手術をした方が日常生活の負担が減る場合もあるでしょう。

しかし、**医師に人工関節手術を勧められた人の中には、まだ手術をしなくても治る余地のあるケースが少なくない**のです。

では、どうすればひざの変形を防ぐことができるのでしょうか？

ずばり、「正しい歩き方」と「正しい姿勢」によって可能なのです。

筋力低下は気づかないうちに日々起きている

ひざの関節が変形してしまう根本的な原因とは何でしょうか？

それは「筋力」の低下にほかなりません。

よく知られることですが、厚生労働省のデータによると、1日寝たきりでいた場合、筋肉は1・5〜3％減り、3週間寝込むと筋肉量は50％以上減ってしまいます。

しかし、筋力の低下の原因は寝たきりの生活ばかりではありません。普段の生活のなかでも知らずしらずのうちに筋力は落ちてしまっています。

筋力は、日常生活での筋収縮力が最大筋力の20％以下になると、徐々に低下していきます。わかりやすくいうと、100使える筋力があるのに毎日20しか使わないと負荷が足りず、筋肉は20しか使わない生活に慣れてしまいます。

つまり、筋力をあまり使わない日常を送っていると、筋肉は気づかないうちに落ちていくのです。

そして、筋力が弱くなると、関節を動かす幅が減っていきます（可動域の減少）。

やがて関節が固まって動かなくなってしまいます。

ここで、あなたの日常生活をチェックしてみましょう。

次のようなことに心当たりのある人は、筋力が衰えてしまっている可能性があるので要注意です。

❶ 買い物は近くのスーパーにしか行かなくなった

用事を近場で済ませてしまうようになると、自然と歩かなくなり筋力は低下します。

❷ どこへ行くにも自転車に乗る

もちろん、車での移動よりは自転車の方が多少筋力を使います。でも、自転車をこぐのは歩くよりも筋肉に与える負荷は少ないことを覚えておきましょう。

❸ 布団からベッドに変えた

布団から起き上がるという動作も筋力アップには大事です。

❹危ないからゆっくり歩く

ゆっくり歩いても、つまずき転倒する人は絶えません。自分でつまずきやすい体を作っているのです。

❺起きるときや立ち上がるときに手を使う

手を使ったり、何かにつかまったりすることで筋肉への負荷が減ってしまいます。起きるときや立ち上がるときは体と足の力だけで行いましょう。

❻家でいつも同じ場所に座っている

一日の多くの時間を座りっぱなしで過ごしていませんか？　筋肉や関節が固まってしまいます。座る場所をこまめに変えて、意識して動くようにしましょう。

❼拭き掃除の頻度が減った

家事のなかでいちばん足腰を使うのが拭き掃除です。拭き掃除が億劫になった人は要注意です。

❽家でスリッパや靴下をはいている

家では裸足で過ごしましょう。素足でいると足の指と足首が使われます。これも重要なエクササイズです。

❾寝返りが少ない

寝返りするときは体と下肢の力を使います。筋力が低下すると無意識な寝返りさえも打てなくなります。なるべく硬く、高反発の寝具を選ぶことで寝返りの回数が増えます。

⑩腹式呼吸である

腹式呼吸は体によいというイメージがあるかもしれません。でも、実は筋力アップのためには胸式呼吸にした方がよいのです。その理由は後述します。

間違った歩き方が全身へ悪影響を与える

二足歩行をするようになった人間にとって、とても大切なのが「姿勢」と「歩き方」です。**正しい歩き方さえできていれば、歩くだけで筋肉のトレーニングになり、関節の柔軟性が維持されます。**

ところが現実には、9割の人が間違った歩き方をしているため、体のさまざまな場所を悪くしている人が多いのです。

そして、1か所が悪くなれば、その異常は他の部分にも波及していきます。それは気づかないうちに進行していきます。

ついには、ひざなどの痛みという症状になって現れてきます。

悪い歩き方の影響が現れる部位の一つが股関節です。股関節は歩幅にもっとも影響を及ぼします。

正しい歩き方をしていないと股関節の開きが悪くなります。すると、歩くときに股関節が動きやすい方向だけに動くようになり、ももを内側へひねって歩くようになります。

すると、**どうしても内股歩きになってしまい、つま先がひっかかるため、自然とつま先を外へ回すようになります。**大腿とは逆に、下腿が外にひねられる（外旋する）のです。

これが女性に多いX脚の人の悪い生活習慣です。

こうした状態で歩いていると、お尻やももの裏側の筋肉がうまく使えずに退化してしまいます。

また、足首には内側への過度な負担がかかって変形します。**扁平足や外反母趾の原因に**

もなり、歩くと痛みを伴う体になってしまいます。

こうした習慣はさらに肥満を引き起こし、高血圧などの生活習慣病の原因にもなるなど、**足だけではなく全身に悪影響を与えることになります。**

みんなが憧れるモデル歩きが、筋肉を衰えさせて、痛みを引き起こす

ファッションショーなどで颯爽とランウェイを歩くモデルたち。若い女性の憧れです。でも、実は**モデルウォーキング（モデル歩き）は悪い歩き方の代表**だということをご存じですか？

モデル歩きは、骨盤を前に出し、お尻を振り、腰（お腹）から歩きます。そして、足を交差させて、よく言われるように1本の線の上を歩く意識で歩きます。これがNGなのです。

日常的にこの歩き方をしていると、ももの前の筋肉はパンパンに張り、骨盤は前に倒れて、腰が反り、背中が丸くなります。すると、下半身の筋肉は衰えていってしまいます。

こうしたモデル歩きに代表されるような、**足を体より前に出して歩く歩き方を「出し歩き」と呼びます。**

9割の人がこの歩き方をしていますが、この出し歩きこそが筋力を衰えさせ、関節を硬くし、あらゆるところに痛みを引き起こす元凶になります。

「出し歩き」が筋力を低下させて、関節を硬くする

出し歩きは体の重心が中央にないので、かかとに体重が乗っている時間が長く、体への衝撃が大きくなります。

また、**足を前に振り出して歩く人は、長時間歩くとすねの筋肉が痛くなります。**足を前にばかり出すことで、つま先を上げようと繰り返すため、すねの筋肉が疲労するのです。疲労していくと、つま先が上がらなくなるためつまずきやすくなります。

そして、臀筋(お尻の筋肉)、もも裏、ふくらはぎ、さらにそれらに連動して使われて姿勢をつくる背筋が使われなくなります。つまり、足の裏側についている筋肉をすべて使わなくなってしまうのです。実は、これがひざの痛みを起こす最大の原因です。

足の裏側（臀筋、もも裏、ふくらはぎ）**の筋肉を使わなくなって、それらの衰えが進むと、股関節や膝関節、足首の関節がどんどん硬くなっていきます。**

とくに、筋力低下でひざを正しい中央の位置に維持できなくなり、ひざの関節への負担は大きくなります。その結果、変形性の関節疾患にかかり、歩くとその関節が痛むようになります。

そのため歩く頻度は少なくなり、**やがて全身の筋肉が衰えて要介護・要支援の状態になってしまうのです。**

また、関節が硬くなると、歩くときに偏った筋肉の使い方をするようになります。この悪循環で、ひざの変形がますます進行してしまうのです。

ひざの痛みが出るメカニズム

姿勢の悪さは、ひざの痛みが出る根本的な原因です。そのメカニズムを説明しましょう。

立っている姿勢で下腹部に力が入っていないと、骨盤が前後に倒れて股関節が固まって動きにくなるとともに、胸腰部（腰の背骨と背中の背骨の中間あたり）の背骨が丸くなります。

その状態では上半身の重みは腰にかかり、かかと体重になります。つまり、骨盤が前に倒れても後ろに倒れても、重心はかかと（足の後ろ）に乗ってしまうわけです。

すると、**足の裏側（臀筋、もも裏、ふくらはぎ）の筋肉が使えなくなって衰えていきます。筋肉が衰えると、ひざが中央の位置からずれて外側に回転する（逃げていく）ようになります。**

ひざの関節というのは、大腿骨（太ももの骨）と脛骨（すねの骨）が滑るようにして動きますが、**ひざが外側に逃げていくと、その連結部にある軟骨同士がぶつかって、そこを介して骨の神経に最初の痛みが出ます。**

やがて、軟骨同士が当たらないようにかばって、ひざを曲げるようになります。

その結果、ももの筋肉が落ちて、今度はひざが左右にぶれるようになってきます。

その際、ひざが外側に逃げる人もいれば内側に逃げる人もいます。

ひざの痛みを訴えるのは多くが女性で、前述したように、それは大腿骨が内に入りながら脛骨は外側に回転するため、脛骨と擦れ合うX脚の人に少なくありません。

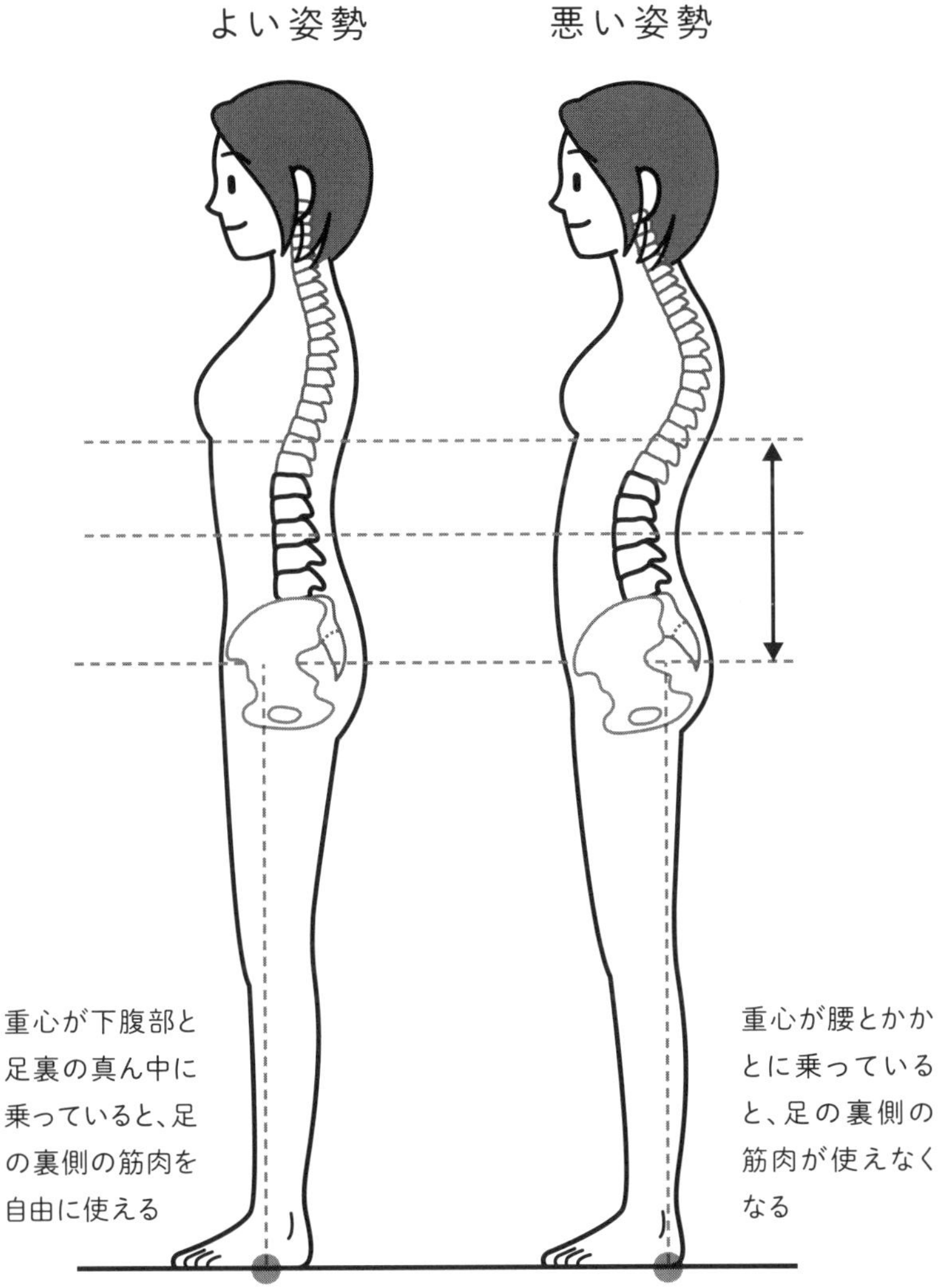
よい姿勢
悪い姿勢
重心が下腹部と足裏の真ん中に乗っていると、足の裏側の筋肉を自由に使える
重心が腰とかかとに乗っていると、足の裏側の筋肉が使えなくなる

いずれにしても、こうした経過でひざの変形が進んでいき、痛みは慢性的なものになります。

足の裏側の筋肉を使って歩く「もも裏歩き」

私が本書で提案したい歩き方は、**間違った出し歩きとは反対に、「足を体より後ろに引いて歩く」という方法**です。

詳しくは次章で説明しますが、**この歩き方は太ももの裏側とお尻の筋力をアップさせます。そのため、この歩行法を「もも裏歩き」と命名しました。**

太ももの裏側の筋肉は、いわゆる「ハムストリング」と呼ばれる部分です。

一度すり減ってしまった軟骨は再生しません。

しかし、**この足の裏側の筋力をつけることで、関節の可動域を広げることができます。そして、足の裏側の筋肉がいわば「サポーター」の代わりになって関節をがっちりと保護してくれるため、歩くときのひざへの負担がやわらぎます。**

そのため、ひざの痛みが改善されるのです。

もちろん、**病院でも筋力をつけるためのトレーニングやリハビリの指導が行われます。しかし残念ながら、「足の表側の筋肉」が多く、それは必ずしも正しく歩くという行為に不必要な場合が少なくないのです。**

歩行時のひざの痛みを改善するのに必要なのは「足の裏側の筋肉」です。そして、この部分の筋力は「正しく歩く」という動作を繰り返すことによってしか鍛えることはできません。**歩くための筋力は歩くことでしかつかない**のです。

つまり、**正しく歩くことができていれば、痛みが出ることもなく、将来、寝たきりになることもないのです。**

大事なことは、歩くという普段の行動において、お尻と太ももの裏側の筋肉を使おうという意識を持つことです。

歩くときの正しい体の使い方を意識することで、いままで使っていなかった筋肉が使われ、それに伴った関節の柔軟性（可動域）が広がります。

正しく歩くことは、筋力の強化と間接のストレッチを同時に行えるということなのです。

筋トレでは痛みの出ない体はつくられない

本章で紹介する「壁押しトレーニング」は、筋肉を鍛え上げることではなく、正しい歩き方を忘れた筋肉に本来の使い方を思い出させることが目的です。

たとえば、「歩く」という行為で重要なのは片足で全体重を支えている時間を長くすることです。つまり、両足同時ではなく、片足の行為なのです。

その筋肉の使い方を覚えるには、片足で立ったときに歩くときと同じ筋肉の使い方を思い出させる必要があるのです。

そういう意味では、いわゆる「筋力トレーニング」というのは、本来歩くために必要な筋肉を鍛えるものではない場合が少なくありません。

逆に正しい歩き方の癖をつけることの妨げになります。

ですから、**一度やめてほしいと思います。いくら筋トレをしても、歩き方はよくなりま**

せん。

たとえば、ひざのための筋肉は、歩いてつけなければ意味がないのです。歩いていて体重が片足にかかったときに、その筋肉を正しく使えるかどうかが重要なのです。

スポーツジムで筋トレしても、プールで歩行しても、スクワットをしても、歩くための筋力をつけることはできません。それどころか、歩くために必要な筋肉が硬くなり、関節を動きづらくさせ、悪化していくリスクさえあります。

筋トレをいくら続けても、痛みの出ない体にすることはできないのです。

スクワットを例に、具体的に説明しましょう。

まず、**スクワットは股関節を固めてしまいます。**足の筋肉の中でも、ももの前の筋肉はつきますが、逆にももの前の筋肉を固めてしまうのです。ももの前の筋肉を固めてしまうと、もも裏歩きで行うような股関節を後ろへ広げる後ろへの引きができないので、**足の裏側の筋肉は衰えていきます。**

もも前の筋力ばかりが強くなるので、**歩くときは自然とももから前に出す「間違った歩き方＝出し歩き」の形になっていきます。**

ただ、もも前の筋肉自体は強くなるので、一時的には歩くのが楽になることもあるでしょう。しかし、長い目で見ると、やがてひざの痛みが出てきます。

ジョギングなど走る運動にも気をつける必要があります。やはり、もも前の筋肉を使って走っていると、ひざを痛めます。ジムのランニングマシーンは、地面が後ろへ後ろへ動いていくので、それに追いつこうとして結局、足を前に出そうとする走りになってしまいます。

足の後ろ側を鍛えるマシンなどもありますが、それを使っても歩きには応用できません。筋肉はつきますが、歩くときの筋肉の使い方はまた別のものなのです。

本書を読んでいただいている方の中には、「自分は普段から運動して鍛えているから心配ない」とお考えの人もいるかもしれません。

しかし、普段からジムなどで体を鍛えていても、それ以外の日常生活で正しい歩き方や姿勢のための筋肉を使えているでしょうか？

体を鍛えている時間はよいとしても、寝ている時以外の日常生活の残りの時間に正しく筋肉を使い、正しく関節を動かしていなければ、無意味なのです。

悪い歩き方や姿勢によって関節が不自然に固まってしまえば、せっかく鍛えた筋肉も使えなくなります。

普段から運動をしたりジムで鍛えたりしているのに、ひざ痛や腰痛、股関節痛、首の痛みなどに悩んでいる人はたくさんいます。筋力さえあれば痛みの出ない体になるわけではありません。

それどころか、間違った考え方で筋肉を鍛えたことが逆に体に痛みを出す原因になることもあるのです。

私は23年間、施術をしてきました。鍛えているにもかかわらず、関節に痛みが生じる人を数えきれないほど診てきているということが、その証拠ともいえます。

普段の正しい歩き方や姿勢をつくるための筋肉の使い方を、ぜひ知ってほしいと思います。それではその方法については、次章で説明していきます。

第2章

ひざの痛みが消える「もも裏歩き」

もも裏とお尻の筋肉を使って「後ろ歩幅」を広げる

ここからは、「もも裏歩き」について詳しく説明していきましょう。
もも裏歩きは、出し歩きと反対に、体より後ろに足を引く歩き方です。後ろの歩幅を広げる歩き方といってもいいでしょう。

「後ろの歩幅を大きくする」——これがもも裏歩きの最大のポイントです。

まずは、歩くときに「足を前に出す」という意識を捨ててください。
ここでは、体より前の歩幅を「前歩幅」、体より後ろを「後ろ歩幅」と呼ぶことにします。

股関節を使わない足を前に出す悪い歩き方（出し歩き）では、前歩幅と後ろ歩幅の比率はほぼ3：1です。もっと悪い歩き方をしている人では3：0になっています。

これに対して、股関節を後ろに引く正しい歩き方（もも裏歩き）では、前歩幅と後ろ歩幅

足を前に出す歩き方

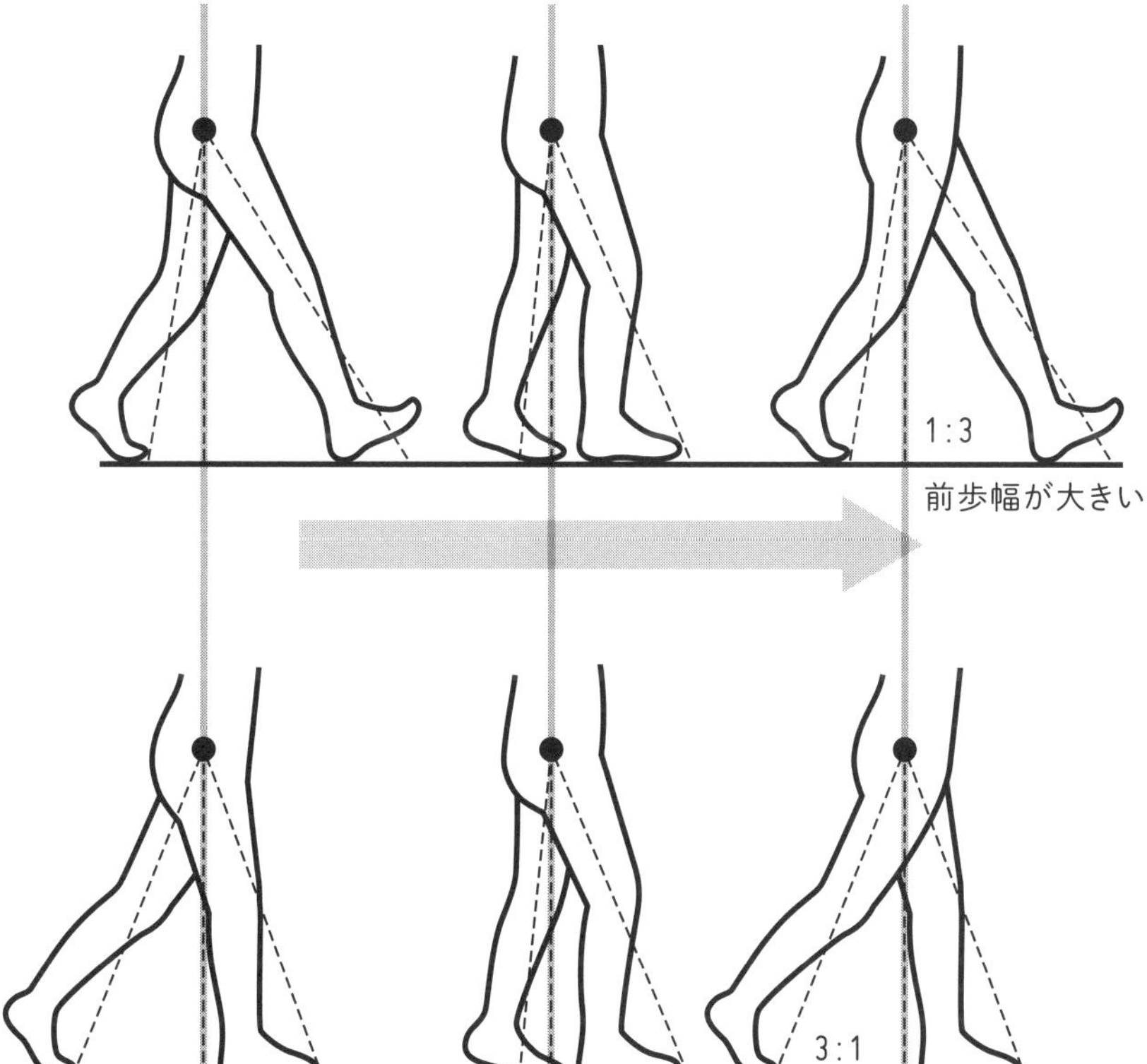

足を後ろに引く歩き方

の比率は1：3になります。もも裏歩きを完全にマスターすれば、これが1：4にまで伸びます。

これを歩幅の長さに置き換えてみます。

1が15センチとすると、出し歩きの3：0は45センチです。一方、もも裏歩きの1：4は75センチになり、1歩が30センチの差になります。

そして、もも裏歩きをするためのエンジンの役割を果たすのがお尻の筋肉（臀筋）です。もも裏歩きでいちばん最初に使う大事な筋肉で、ここを上手に使うことで前方へ歩くための推進力が生まれます。

お尻の筋肉は、歩くときに股関節を後ろに引くための筋肉です。体よりも足を後ろにもっていくために最初に使うところです。

ここが使えていないかぎり、後ろへの歩幅は広がりません。

お尻の筋肉の正しい使い方について説明しましょう。

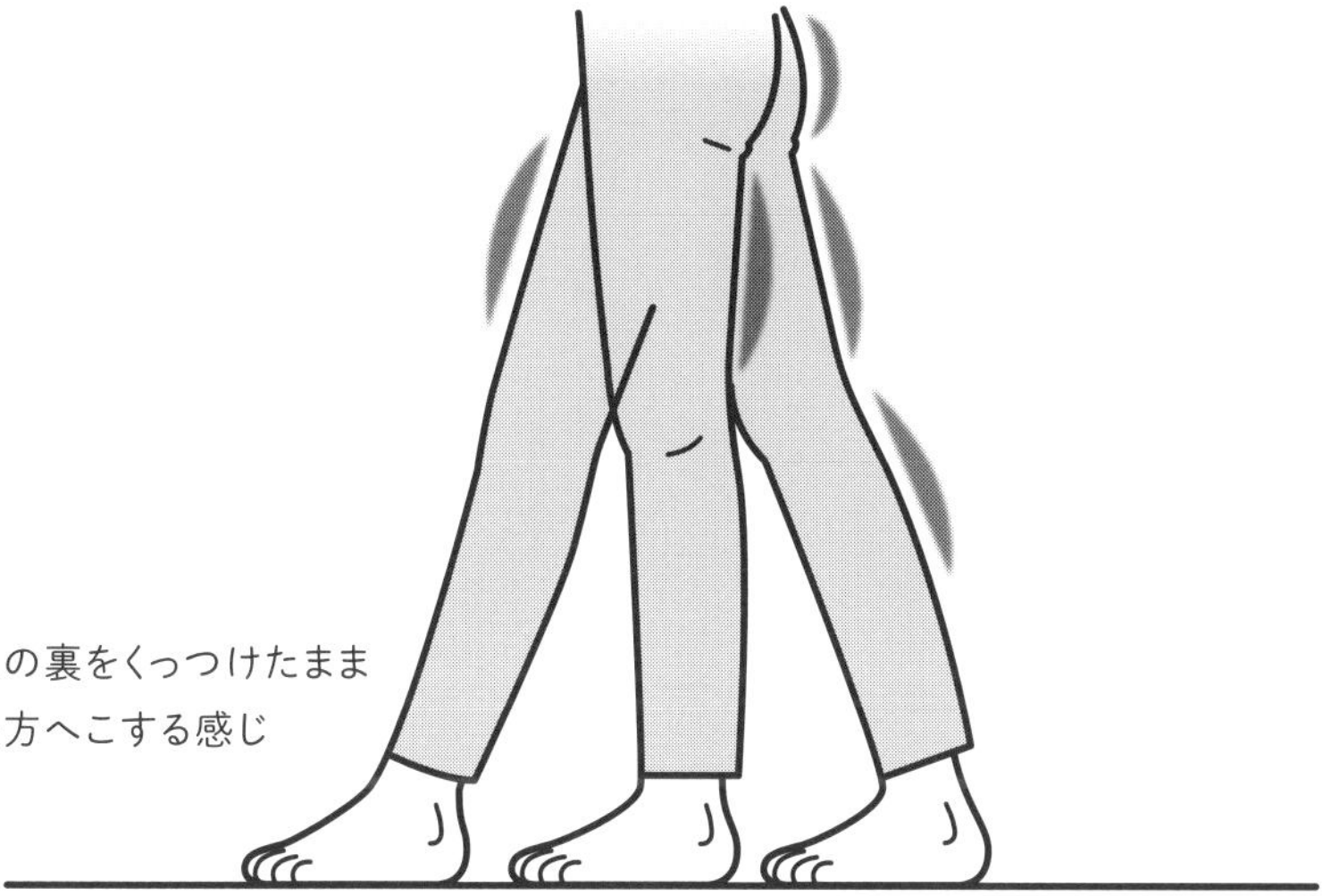

立った状態で足の裏全体を床につけながら、床をこするように後ろに引きます。そのときにお尻やももの裏側をさわってみてください。筋肉が硬くなるのがわかると思います。これを左右の足でやってみてください。

もう一つの方法は、仰向けに寝て両足を伸ばします。股関節を外側に開き、ひざを曲げて左右の足の裏をつけ、軽くひし形をつくります。そのままの姿勢から、手を使わずに腰を上に持ち上げます（浮かせる）。すると、自然とお尻と太ももの裏側の筋肉に力が入ります。

どうでしょう。お尻の筋肉を使う感覚が少しはわかりましたか？

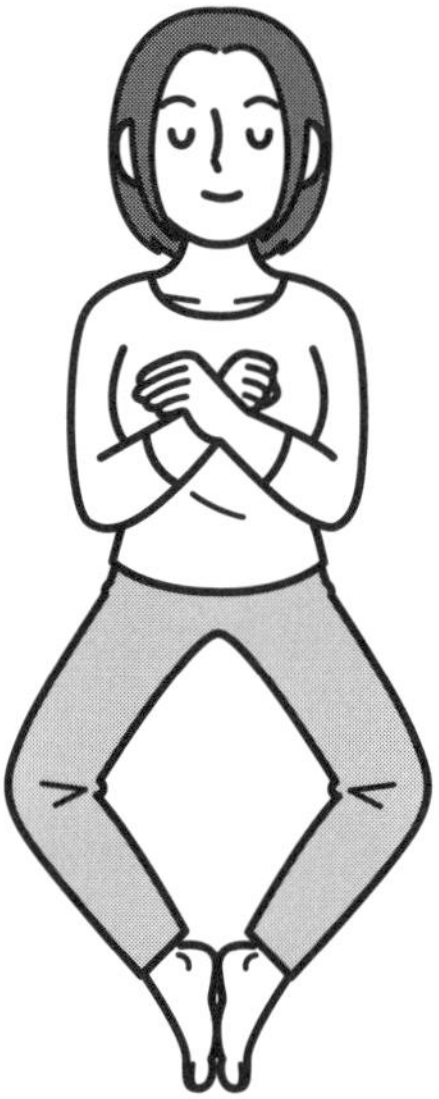

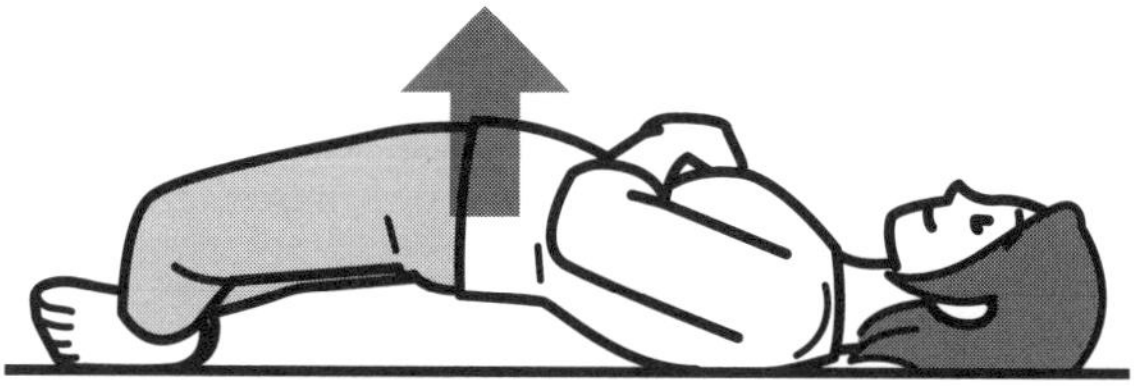

腰を上げる。お尻を触って確認する

「もも裏歩き」は2ステップ

もも裏歩きのポイントは10・11ページでも紹介していますが、ここからは、かなり詳しく説明していきましょう。

どういうふうな体の使い方なのか、しっかり理解したい人は読んでください。

STEP1 姿勢をつくる

正しい歩き方は正しい姿勢から始まります。

姿勢で重要なのは、「下腹部を締める」「土踏まずに重心が来るように立つ」「みぞおちを前に出す感じにする」という3点です。

［1］下腹部を締める

よい姿勢にとってまず大事なのは骨盤を前に倒さないということです。

骨盤には上半身の重みがすべてかかります。それを支えているのは下腹部です。ですから、下腹部が緩むと骨盤は前傾し上半身の重みが腰に乗ってしまいます。

下腹部が緩んでいる人には次のような特徴があります。

❶ 立ったときにみぞおちより下腹部が前に出ている

❷ かかとに重心が来ている

❸ 仰向けで寝ると腰が浮く

❹ 立っているときに、ももの前の筋肉が張って硬い

❺ 骨盤の前の骨が突き出ている

これらが当てはまる人は下腹部が緩んでいます。下腹部を締めるように心がけてください。下腹部の締め方のポイントは次のとおりです。

- 息を止めず下腹部に力を入れるのではなく締める感じに（小さく硬くする感じ）
- おしっこを途中で止めるような感じ
- 大便の最後に肛門で便を切るような感じ

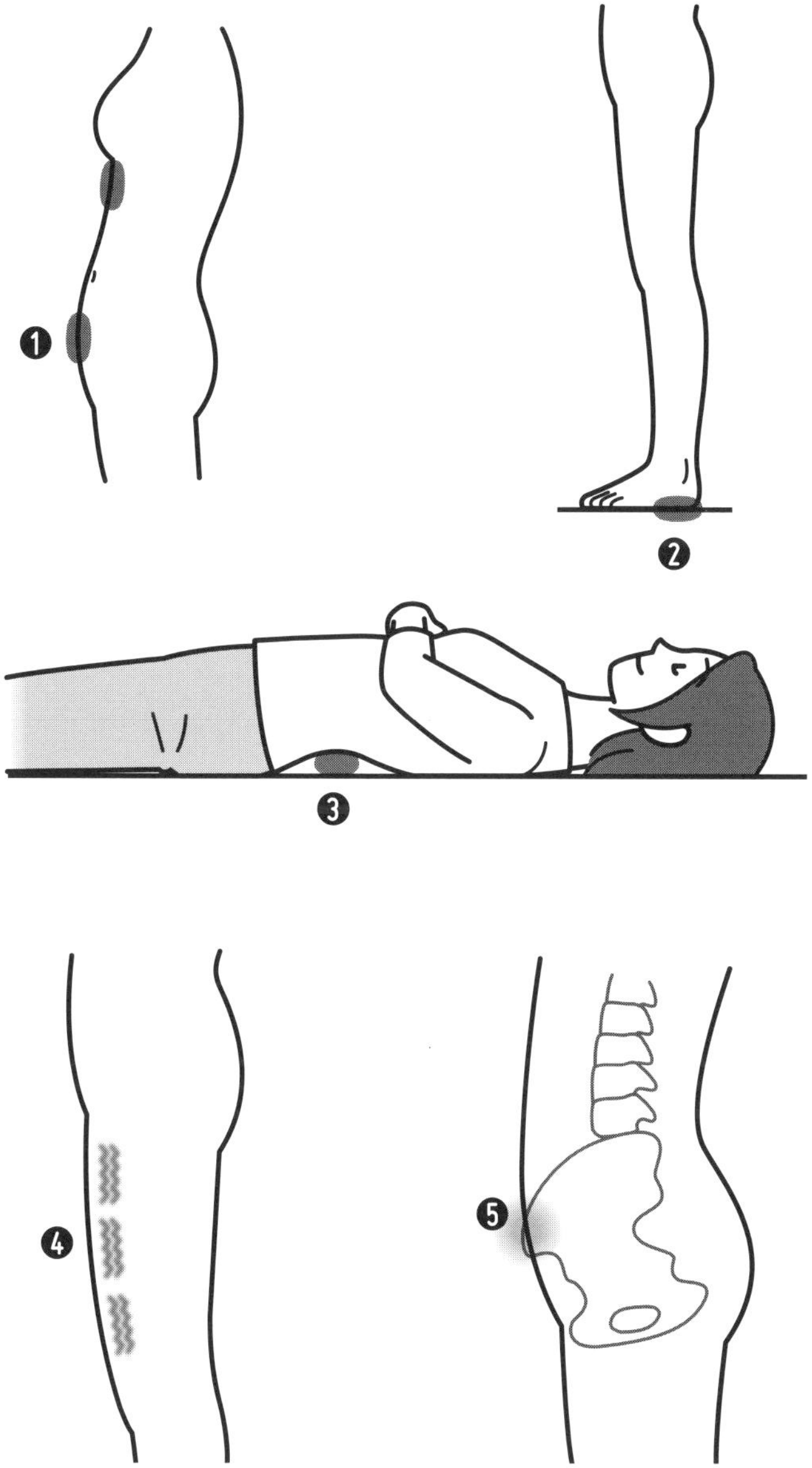
❶
❷
❸
❹
❺

・膀胱（恥骨）を斜め上に傾けるような感じ
・肛門を下へ向けるような感じ

このとき、腰をさわりながら、腰の反りがなくなっていることを感じてください。腰の下の方の反りがなくなって真っ直ぐになっていれば、下腹部がいい感じで締められているということです。

［2］土踏まずに重心が来るように立つ

骨盤が前後に倒れると、かかとに重心がかかってしまいます（かかと体重）。かかと体重になると、股関節の動きを止めてしまいます。これが悪い歩き方の原因になります。

では、かかとに重心がかかると、股関節がどれだけ後ろに動かなくなるかを試してみましょう。

まず、お腹を前に出して立ち、かかとに体重をかけてください。そして、足を伸ばしたまま後ろに振り上げてみましょう。

足を後ろに振り上げられますか？　難しいのではないでしょうか。

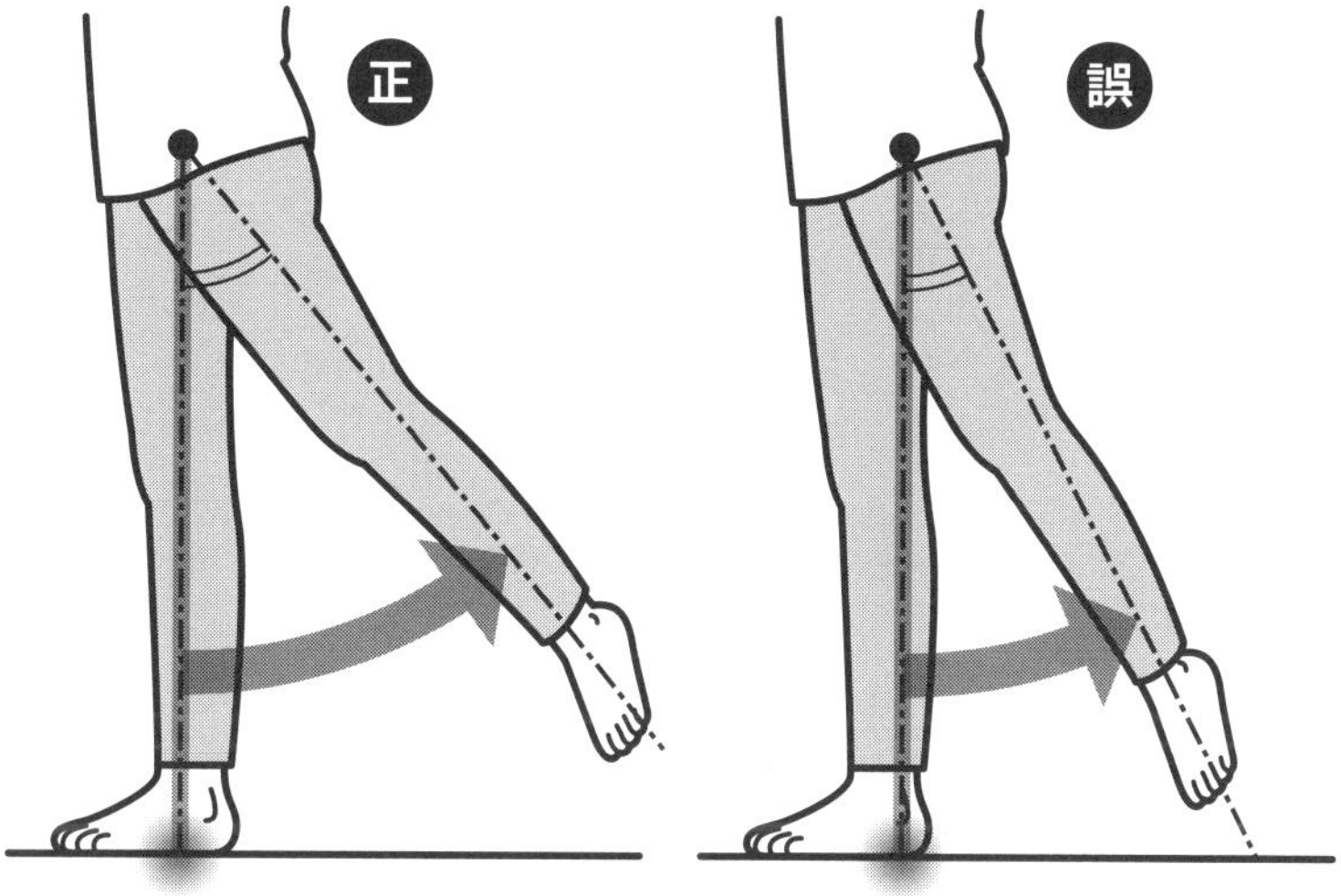

足の中心（土踏まずに重心）　かかと体重（かかとに重心）

次に、お腹を引いて、胸を前に出し、体重がかかとより前の方に移動したのを確認できたら、同じように足を後ろに振り上げてみてください。

どうですか？　**かかと体重のときよりも、後ろへ大きく振り上げることができると思います。**

このように、かかと体重だと股関節が後ろに動かなくなるのです。これが歩きを悪くしてしまう大きな原因です。

ですから、下腹部を締め、骨盤が前にも後ろにも倒れていない真ん中の位置をキープする必要があります。

骨盤がニュートラルな位置に来ると、かかとでもつま先でもなく、足裏の真ん中にある土踏まずに重心が来ます。これが正常な骨盤の位置です。

[3] みぞおちを前に出す感じにする

かかと体重になってしまう原因がもう一つあります。それは胸腰部の背骨の丸みです。かかと体重になることを避けるには、胸腰部を前に（お腹側に）出すことが大切です。

とくに男性の猫背の方では、下腹部は締まっていても背中が丸くなっている場合が少なくありません。ボクサーのような体型です。そのためかかと体重になってしまうのです。

胸腰部の背骨の丸みをなくし、前に出すポイントは次のとおりです。

❶ みぞおちを前に出す感じにする

胸腰部の位置はお腹側だとちょうどみぞおちのあたりになります。そこを前に突き出すような姿勢を心がけます。みぞおちを出すことで、背中側の胸腰部が前に出されます。

❷ 腰を反らせない

みぞおちを前に出すことを意識すると、腰が反ってしまう人も多いのですが、決して反らせてはいけません。あくまでも、前に出すという感覚です。

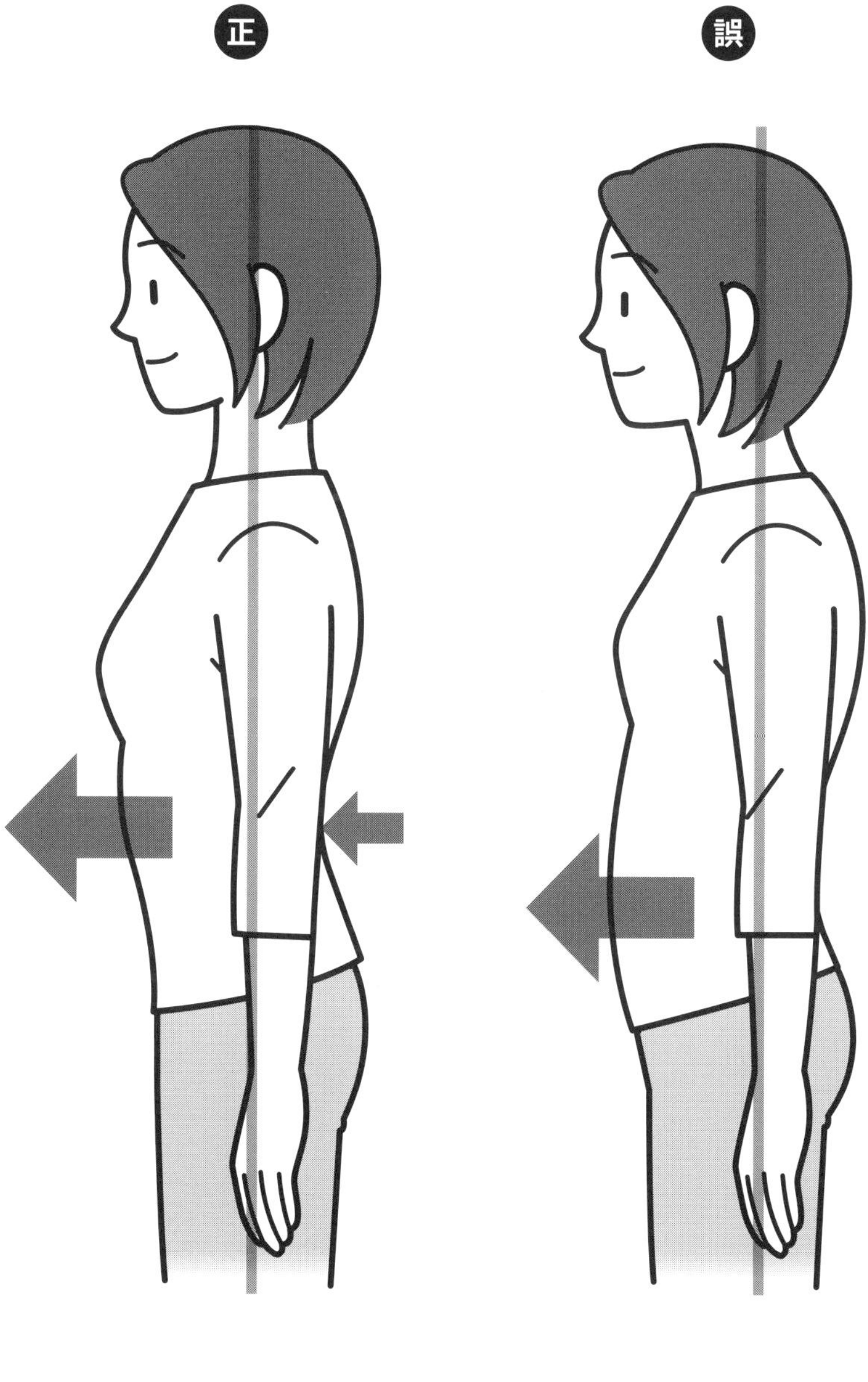
正
誤

❸ 肩の力を抜く

肩に力が入っていると、腰の筋肉にも力が入り、反り気味になってしまいます。胸から下の背骨だけで形をつくるように意識しましょう。

❹ 上腹部の腹筋は緩めておく

上腹部の腹筋は緩めます。ここに力が入っていると、みぞおちを前に出す邪魔をしてしまいます。

❺ 下腹部を締める

大事なことは、下腹部を締めながらみぞおちを出すことです。下腹部が緩んでいると、さらに骨盤が倒れ、ひどい反り腰になってしまいます。下腹部を手で押さえながら、みぞおちを出すようにするとよいでしょう。

こうしたポイントを意識して胸腰部を前に出すようにしてください。骨盤の立て方とセットで考えて実践してください。

確認のために、わかりやすく左ページに背骨の図で示しました。

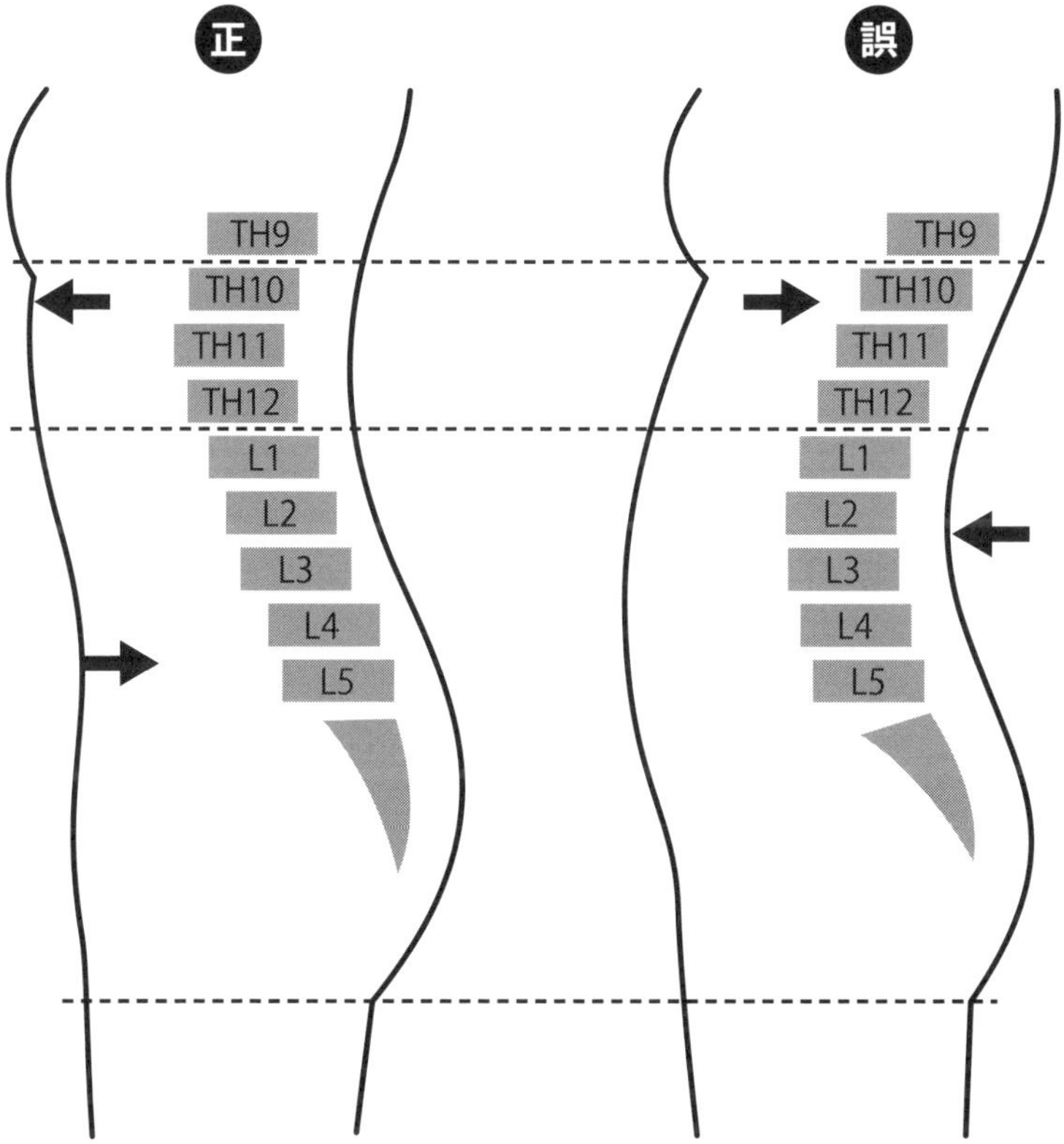

・下腹部を締める
・みぞおちを出す

・背中が丸い
・腰が反る

67ページの正しい姿勢は、背骨のわん曲のピーク（お腹側へのカーブ）が胸椎の10番（TH10）から12番（TH12）にあります。

下腹部がしっかり締まっているので、骨盤が立ち、腰椎がお腹側からしっかり支えられています。

さらに、胸腰部が前に出されているので、重心も中央をキープできます。

一方、同ページの間違っている姿勢では、背骨のわん曲のピークが腰椎の2番（L2）から4番（L4）にあります。

下腹部が緩んでいるため骨盤が前に傾き、腰椎を支えることができていません。前に倒れたバランスを戻そうとして、胸腰部が背中側に丸くなってしまっています。

つまり、**姿勢はみぞおちから骨盤までの範囲（胸の下から下腹部）でつくられる**ということです。この部分の筋肉の使い方をマスターすることでよい姿勢を保つことができます。

［4］足先を60度くらい開く

足先を60度くらい開き、左右のかかとの間隔を5センチほどにします。

開きすぎても閉じすぎてもいけません。

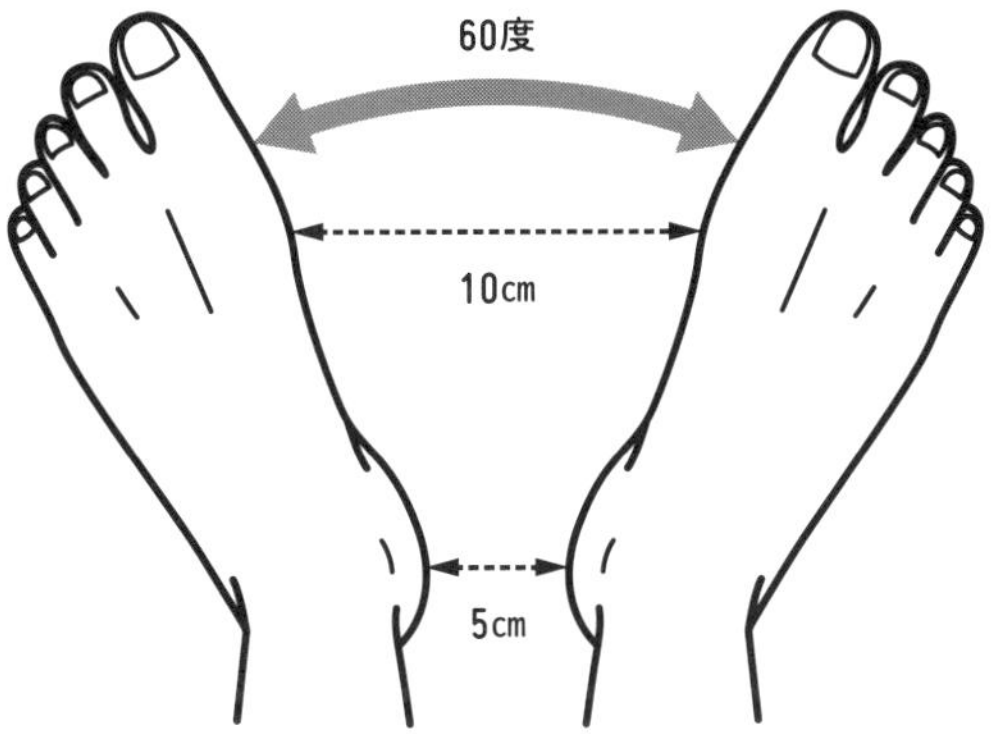

モデル歩きなどでよく言われる1本の線の上を歩くという意識は捨てましょう。1本の線を意識すると、かかとでその線に合わせようとするため、足を前に出してしまいます。

すると、前歩幅が広がり、後ろ歩幅が広がらない間違った歩き方になります。前歩幅が広がると、お腹から歩くようになるので姿勢が崩れ、股関節の動きに悪い影響を与えてしまいます。

また、1本の線を意識すると、モデル歩きのように骨盤が左右に揺れてしまいます。体重が足の外側に過度に移動することになり、後ろ歩幅への力をロスしてしまうのです。

［5］胸式で呼吸する

健康的な呼吸法は腹式呼吸。世の中ではそう思われています。自律神経の安定や内臓の血流をよくするなどの効果が言われています。

しかし、「姿勢」ということに限れば腹式呼吸は適していません。

こう言うと驚くかもしれませんが、**実は腹式呼吸はよい姿勢をつくるのには適していないのです。**

人は1日に約2万６０００回の呼吸をすると言われています。腹式呼吸では、その呼吸をするたびに息を吐いては下腹部を緩ませていることになります。

また、姿勢にとってもっとも大事なのは骨盤を倒さずに、中間にいつも置いていることです。

しかし、腹式呼吸をすると、常に骨盤の支えがない状態になってしまいます。骨盤の支えを失った腰椎は前に反り返り、逆に重心のバランスをとるために背中は丸まります。背中が丸くなると、重心は後ろに移動し、常にかかとで体重を受けるようになります。

私は数多くの患者さんと接してきました。みな、何らかの痛みを抱えて来院された方ばかりです。そして、その多くの方が何も意識しなくても腹式呼吸になっているのです。

それはなぜでしょうか？

正常だと呼吸するときは横隔膜が下がり、肋間筋の作用で肋骨が広がることで肺に空気を送り込みます。背中が丸いままでいると、肋間筋は硬くなり、広がることができません。「その結果、**姿勢が悪く固まった人は、自然と腹式呼吸しかできなくなる**のです。」

正しい姿勢をつくるには、腹式呼吸ではなく「胸式呼吸」にする必要があります。

胸式呼吸では、下腹部をふくらませる必要がありません。ですから、下腹部が締まり、常に骨盤を支えることができ、骨盤が前に倒れてしまうことを防ぎます。

さらに、胸に息が入るときには、胸間が広がり、背筋を使うことになります。何より、下腹部が締まったままでいるということは、股関節の動きを妨げません。

したがって、**胸式呼吸は正しい姿勢を保つとともに、正しい歩行をするために適した呼吸法なのです。**

では、実際に胸式呼吸の練習をしてみましょう。

仰向けになり、両ひざを立てて、片方の手のひらを下腹部に、もう一方の手を脇腹にあてます。そして、下腹部が動かないように、胸の方へ息を吸い込んでください。コツは下腹部だけを締めて呼吸することです。

STEP 2

お尻の筋肉で股関節を後ろに引く

正しい歩き方をする上でいちばん大切なのは股関節の動きです。股関節を後ろに引いて後ろ歩幅を広げるには、お尻の筋肉を上手に使う必要があります。

実際にやってみましょう。

歩きの初動はお尻の筋肉です。

それに対して、**足から前に出す悪い歩き方では初動はももの前側になります。これは間違いです。** **足を前に出すという意識はすべて消してください。**

お尻の筋肉の使い方こそが、後ろ歩幅を広げるためにもっとも重要なことです。

自分の手でお尻をさわりながら、1歩を前に踏み出すのではなく、全体重を片足に乗せてお尻の筋肉を使って足は後ろへ残していくような感覚で歩きます。

お尻の筋肉で地面を後ろに追いやるようなイメージです。

地面は動きませんから、当然、自分の体の方が自然と前に進むことになります。このと

き、お尻の筋肉がキュッと動くのがわかるでしょうか?

もも裏歩きがうまくできない人は、支点になる下腹部の力が抜けているため、力点であるお尻の筋肉に力が入らないというケースが少なくありません。最初の姿勢はよくても、歩き始めで下腹部が緩んでしまっているのです。

そのため、**支点(下腹部)が動いてしまい、お尻の筋肉の力が発揮されず、後ろ歩幅が広がらないのです。**支点が動かなければ力点であるお尻の筋肉の力が発揮され、後ろ歩幅は大きくなります。

一方、最初の姿勢からすでに間違っているのが、骨盤が倒れてしまっており、腰に支点がきている状態です(かかと重心)。骨盤が前傾しているので腰椎は反ってしまい、股関節を後ろに引く余裕がありません。そのため、必然的に足は前に出てしまい、前歩幅だけで歩くことになります。

なんとなく正しい歩き方がイメージできたでしょうか?

歩いているときの全身を横から見ると、みぞおちと前足のひざがいちばん前に出ています。下腹部はそれより後ろにあります。この位置関係を鏡で見て確認してみてください。

そして、前に進んだとき、後ろ足のつま先は地面と離れるぎりぎりまでついています。これによって後ろ歩幅がさらに広がります。

前足を踏み出すのではなく、後ろ足を引くように歩く。ここが、もも裏歩きのコツです。

ですから、私は「引き歩き」とも呼んでいます。

最初はこの歩き方の感覚がわからないかもしれません。しかし、決して難しくはありません。コツがわかってしまえばすぐにできるようになります。

この歩き方が習慣になれば、足の裏側の筋肉がひざのサポーター代わりになってくれます。このもも裏歩きこそが、ひざを正しい位置にキープさせる唯一の方法なのです。

1日2分、壁押しトレーニング

太ももの裏側やお尻の筋肉に力を入れる感覚が大切です。この感覚さえつかめれば、もも裏歩きをマスターしたのも同然です。そのために、もっとも効果的なのが、「壁押しトレーニング」です。1日2分で大丈夫。さあ、やってみましょう。

❶壁に向かって立ち、胸の高さで壁に両手をつけて、体を支えます。脇を締めて両手はひじを直角に曲げます。壁と体の距離は10センチ程度です。けっしてお腹を出さず締めておいてください

❷そのままの姿勢から片足のひざの少し上（ももの下の方）を壁につけて、つま先を浮かせ、ひざを90度に曲げます。つまり片足立ち状態にするのです。このとき、地面についているもう片方の足は、つま先を45度くらい開いてください

❸ひざで壁を強く3秒ほど押し続けます。このとき反対側の足の太ももの裏側やお尻の筋肉をさわってみてください。筋肉が硬くなっているのがわかるでしょう

❹3秒ほど押したら、もう片方の足を行います。足を交代して続け、各20回行います

これで2分です。12・13ページもご覧ください。

壁押しトレーニングをすると、とくに太ももの裏側に力の入る感覚がよくわかると思います。それがもも裏歩きの筋肉の使い方そのものなのです。その感覚を歩いているときも意識してください。

居間からキッチンへ行き来するときや、コンビニに買い物に行くときなど、ちょっとした移動のときで構いません。太ももとお尻の裏側の筋肉を意識しながら、歩いてみてください。

最初はつい忘れて、普段の歩き方に戻ってしまっているかもしれません。でも、大丈夫です。普段の歩き方に戻っていると気がついたら、太ももの裏に力が入る感覚を思い出しながら歩けばいいのです。

そのうちに、意識しないでも、「もも裏歩き＝正しい歩き方」ができるようになります。そのためにも、1日2分の「壁押しトレーニング」をやってみてください。

第3章

歩き方を変えたら人生が変わった！病院で治らなかったひざ痛の改善症例

本章では、歩き方の指導だけで、病院に通っても治らなかったひざの痛みが治った症例を示します。ひざ痛だけでなく、腰痛などに効果のあった例もあわせて紹介しましょう。

歩き方を変えたら、腰痛とひざ痛が消えて、X脚も改善した

症例1	Aさん（60代、女性）
病名・症状	腰椎分離症、腰椎すべり症、ひざ痛、足のしびれ

整形外科で腰椎分離症、腰椎すべり症と診断されたものの、治療してもよくならず、当初は腰の違和感を訴えて、紹介で当院に来院されました。

しかし、よく話を聞いてみると、腰だけでなくひざの痛みもかなり重症でした。

ひと目見て明らかにわかる極度のX脚でした。しかも、内股ではなくて、男の人のように足を外側に広げて歩く癖がありました。そのため、歩くときに左右のひざ同士が擦れるのです。

腰やひざ以外はとくに異常なく、非常にお元気です。ゴルフが好きでよく行きます。

ところが、**ゴルフでたくさん歩いているのに、下半身に必要な筋肉がついていませんでした。**

さらに、**犬の散歩も毎日行っていて、よく歩いているはずなのに筋力がないのです。**

また、Aさんは読書好きで、一日中座って本を読んでいることもあるそうで、姿勢が崩れたまま固まってしまっていました。

体をチェックすると、股関節がほとんど開きません。

そのため、股関節に引っ張られて骨盤が前に倒れており、次第にX脚が進行していったようです。下腹部にはまったく力が入りませんでした。

そこで、その日は施術により前傾した骨盤と反り腰を戻し、股関節が開きやすくなるように調整しました。

ところが、1週間ほど経つと、すっかり元に戻ってしまいました。

その後も1週間に一度のペースで来院していましたが、施術で一時的にはよくなっても、また元に戻るという繰り返しでした。

やはり、これは歩き方を一から指導する必要があると考え、もも裏歩きを教えることにしました。

まず、下腹部の締め方やお尻の筋肉の使い方をアドバイスし、正しい歩き方を実践してもらいました。

実は、この方と私はゴルフ仲間でもあり、ときどき一緒にゴルフ場に出かけるのです。そのため、**ゴルフのラウンド中に歩き方の指導をしました。**

ただ、他のゴルフ仲間も一緒なので一対一でしっかり指導できたわけではなく、何度か繰り返して教えることになりましたが、もも裏歩きをマスターすることができました。

その結果、**まずひざの痛みが取れ、続いて腰痛も出なくなりました。足のしびれもなくなりました。**

ひざの痛みも腰の異常も原因は共通しています。

骨盤が前傾し、股関節が固まってしまっていることから、腰椎分離症やすべり症を発症したものと考えられます。

腰椎分離症やすべり症自体は治ったわけではないのですが、下腹部を締めて歩くことが

できるようになったために腰痛も改善したのです。

後ろに引いて歩けるようになったことで、**X脚も改善し、ひざ同士が擦れることもなくなりました。**

いまは、歩き方や姿勢のチェックなど定期ケアのために2週間に一度ほど通院しています。

来院すると、「お尻と足に筋肉がついたでしょ？」と自慢げに話しています。

50メートル歩いたら休憩しないといけないほどの、重症のひざ痛が治った

症例2	Bさん（70代、女性）
病名・症状	O脚、猫背、首ヘルニア、ひざ痛

ひざの痛みのため、整形外科で2週間に1回ヒアルロン酸の注射による治療を受けていました。

当院を訪れたのは、「**病院で治療を続けても治らず、ひざが痛くて歩けない**」との理由でした。さらに、**首のヘルニアのせいで、上を向くと左腕がしびれる**という症状もありました。

普段の生活について話を聞くと、専業主婦で一日中テレビを見ているとのことでした。歩く機会はほとんどないとのことです。

歩き方を観察したところ、**ひざとひざの間に指3本が入るほどの極度のO脚**でした。しかも、内股で歩く癖があり、足を引きずるようにして歩きます。腰が反り、背中は丸くなっており（円背《えんぱい》）、いわゆる典型的なおばあさんの歩き方になっていました。

そこで、まずはひざの矯正と、骨盤・背中の調整のために通院してもらうことになりました。施術をすると痛みは改善するのですが、1週間ほどすると元に戻ってしまいます。それでも、しばらくは施術のために週1回ほど通院されていました。さらに、整形外科にも継続して通っていました。

当院にはバスを乗り継いでお一人で通院していたので、まったく歩けないわけではありません。

しかし、**歩いているとひざが痛んでくるので、50メートル進んでは一休み**という感じだったようです。なんとか、整形外科と当院へは通っていましたが、それ以外は出かけるのも億劫だということでした。

施術だけでは限界があると感じ、当院で開催している歩き方の勉強会に参加してもらうことになりました。

まず、内股にならないように足先を片足30度（右足と左足の角度は60度）ほど外に向けるよう指導し、下腹部の締め方やお尻の使い方などもアドバイスしました。

その効果を感じることができたせいか、この頃から整形外科への通院はやめたとのことです。

月に一度の勉強会に3回ほど通って、もも裏歩きをマスターしました。その後も、個人指導を行い、毎日15分ほど歩くよう勧めました。

歩くようになってしばらくすると、ひざの痛みは消えたそうです。丸かった背中も伸びて姿勢がよくなり、上を向いてもしびれなくなりました。指3本分も入ったO脚も改善され、ひざとひざがくっつくようになりました。

このように、歩く時間は1日15分程度で十分なのです。しかし、歩くのを怠けると、またひざの痛みが出てきます。すると、また一日中テレビを見る生活に逆戻りしてしまい、さらにひざの痛みは増し、背中も丸くなってきます。

来院時に観察すると、歩いていないことはすぐにわかりました。歩き方の感覚を忘れてしまっているからです。

それでまた指導して、しっかり歩くように勧めると、またやる気になってくれます。その繰り返しでしたが、**やがて正しく歩くことが習慣化したようです。それに伴い、ひざの痛みなどの症状は解消しました。**

やはり人間ですから、モチベーションの浮き沈みはあります。そこをどう指導して、歩くことを習慣にしてもらえるかが勝負です。

Bさんは来院するたびに、「歩くのって気持ちいいわね」と話していました。

病院でも治らなかった5年来のひざ痛が、歩き方指導だけで消えた！

症例3

Cさん（50代、女性）

病名・症状

変形性膝関節症（両ひざ）、足のむくみ、足首の痛み

整形外科で変形性膝関節症と診断され、治療を行ったものの一向に改善せず、5年以上もひざの痛みに悩んでいたそうです。

当院を訪れたときには、すでに遠くの某施術院に週1回ほど通っているとのことでした。それでも、**ひざの痛みがやわらぐことはなく、歩けない状態**が続いていました。

最近では足首の痛みも出てきたとのこと。

もともと太っている人だったようですが、ひざや足首の痛みで歩けなくなり、体重がさらに増えてしまいました。おそらく70kg以上あると思われます。

病院でも体重を減らして筋肉をつけなさいと指導されたようですが、具体的にどうすればよいのかがわからず、来院したようです。

Cさんが来院したきっかけは、当院の店の前での告知を見たからでした。一日何名と限定して歩き方の勉強会への参加を募集していたのです。

当初、申し込みはあまりありませんでした。患者さんの多くは「治療院は施術で痛みを取ってもらうところ」と思っているので、歩き方の指導と言われてもピンと来ないのでしょう。

そんななか、Cさんは数少ない応募者でした。おそらく、すでに他の治療院に通っているにもかかわらずよくならないということもあり、整体・整骨にはあまり期待していなかったのかもしれません。

そういう経緯があったので、Cさんには施術は一切行わず、最初から歩き方の指導を行うことができました。

初日に正しい歩き方を実践してもらったところ、10あった痛みがその場で半分に減りました。

その後、自宅でできるトレーニングと歩き方の指導をしながら、ひざと足首の矯正を3回ほど行いました。

その結果、**10の痛みが2程度になっています。5年以上も悩まされていた頑固なひざの痛みが、わずか3回の来院でそこまで軽くなった**のです。

以前は、足のふくらはぎから下がむくんで硬かったのも、すっかりやわらかくなっています。もちろん、股関節の動きも格段によくなっています。

この経験で、私は施術よりも歩き方の指導を先に行った方が効果は早く現れるとの確信を強く持つようになりました。

Cさんご自身も効果に驚いて、感動してくれています。

現在も、さらに筋力をつけたいということで通院を続けています。

歩き方を変えたらひざ痛が消え、ホノルルマラソンを完走するまでに回復

症例4	Dさん（50代、男性）
病名・症状	ひざ痛、ももの外側の痛み、腰痛

一日中、立ち仕事をしている方です。作業しているときは、常にかかとに重心をかけて仕事をしているとのことでした。

とくに、**ひざの痛みがあまりにもつらく、仕事に支障をきたす**ということで来院しました。もともと奥様が当院へ通院していて、その奥様の紹介でした。

股関節と太ももの外側の筋肉がガチガチに固まってしまっていました。いつもかかと体重でいたからだと思われます。

もちろん、歩き方にも問題がありました。股関節が動かず、足を後ろへ大きく引くことができないのです。

そこで、2、3回ほど施術した後、歩き方を指導しました。

すると**1か月半後には、ひざの痛みは消えていました。**

Dさんのすごさはその先です。

ひざの痛みから解放されると、マラソンに目覚めたのです。

正しい歩き方を身につけて、歩くことの気持ちよさを感じたのでしょう。その延長線上にマラソンという目標を見つけたのかもしれません。

いずれにしても、Dさんは正しい歩き方に変えたことをきっかけに、人生への価値観も変わったようです。

それまでは仕事人間で、とくに趣味もありませんでした。ところが、いまでは仕事はお子さんなどに任せ、趣味に没頭しています。

ひざの痛みで仕事にも支障をきたしていたのが、現在ではフルマラソンを平気で走っているのです。

なんと、**ホノルルマラソンにも挑戦し、完走してしまいました。**

体に痛みのある方は、ある程度よくなっても、「また痛くなったらどうしよう」という不安を抱えています。

しかし、フルマラソンを走るということは、正しい歩き方をマスターしたことでひざの痛みへの不安がまったくなくなった証拠でしょう。

実は、Dさんがマラソンを始めたと聞き、走り方も少し教えたのです。そのときにはすでに走りのトレーナーについていました。やや手前味噌ですが、そのトレーナーの方も私と同じような指導をしていたそうです。

毎朝1時間も歩いているのに足の筋力が衰え、ひざ痛で悩んでいた人が健康に

症例5

Eさん（70代、男性）

病名・症状

右ひざの激痛

ある日、**右ひざに突然の激痛を感じた**とのことで来院しました。

とくにひねったわけでもなく、思い当たるきっかけはないのに、普通に散歩をしていて急に激痛が走ったそうです。足を地面につけないほどの痛みだったとか。

Eさんは海外旅行が大好きだという行動的な方で、しかも毎日1時間ほどの散歩を習慣にしていました。

脳梗塞の既往があり、そのリハビリも兼ねて、健康のために散歩を欠かさなかったそうです。

Eさんは**真面目な方で、「毎日1時間も歩いているのに、なぜこれほどひざが痛くなったのか？」と納得がいかない様子**で質問してきました。

たしかに不思議です。

ところが、下肢をさわってみて驚きました。

それだけ**歩いているのにもかかわらず、股関節が硬く、お尻にもハムストリングにも筋力がないのです。**

原因は一目瞭然でした。歩き方が悪いのです。**間違った歩き方をしていたから、逆に歩けば歩くほど足の筋力が衰えていってしまったわけです。**

おそらく、ひざにねじれが出て軟骨を介し、骨の神経が刺激されたのではないかと思います。

施術としては、まずひざの位置を矯正しました。週1回ほど通院してもらい、股関節の動きをよくする施術も行いました。

激痛でまったく歩けない状態でしたから、歩き方の指導はひざの炎症の回復を待ってから行いました。

歩けるようになってから、正しい歩き方での散歩を3か月ほど続けてもらいました。

その結果、お尻とハムストリングに筋力がつき、股関節の柔軟性が維持されるようになりました。

Eさんはいつも奥様と一緒に散歩するそうですが、以前は奥様の歩くスピードにまったく追いつけず、どんどん離されていくという感じだったとか。

実は、奥様も一度来院したことがあり、歩き方を教えたのです。すると、1回でマスターしてしまいました。ある朝、2人で歩いているところを見かけたのですが、奥様は理想的な歩き方をしていました。

しかし、いまでは**Eさんも歩き方がよくなって、奥様と同じペースで歩けるようになったそうです。そして、前を歩いている人を2人で次々と追い抜いていくということです。**

私は保証しました。

「そのまま、もも裏歩きで歩いていれば死ぬまで歩けます」と。

もう通院する必要はないのですが、ご自身、メンテナンスのためと思っているのでしょう。「先生の顔が見たいから」と、月に一度くらいの割合でいまも来院しています。

ひざの痛みが消えたら、O脚が治り、「きれいな足になった」と大満足

症例6
Fさん（50代、女性）
病名・症状
右腰椎椎間関節症、ひざ痛、腰痛、円背、足裏の痛み、O脚

背骨と背骨をつなぐ椎間関節が何らかの原因で圧迫されたりすると、関節が押しつぶされて炎症を起こします。それが椎間関節症という病気です。患部は背骨のサイドの関節です。

傷めているのは背骨ですが、ときに腰やひざ、足の付け根など離れた場所が痛んだり、しびれたりすることがあります。これを「関連痛」と呼びます。

Fさんもまさに**椎間関節症の関連痛で、ひざに痛みが起こったものと考えられました。それで整形外科に通院していました。**

ただ、ひざ痛の原因は椎間関節症だけではないと思われました。

体をチェックすると、**ひざとひざの間に指が2本入るほどのO脚**で、背中も丸い。足

首を使っていないため、内反足（足の変形の一種で、足の裏が内側を向いている）がありました。アキレス腱も硬く、お尻の筋肉やもも、ふくらはぎなど足の裏側の筋肉の衰えが強いことがすぐにわかりました。

Ｆさんの体格はやや太り気味です。専業主婦で、夜中の1時、2時まで起きていて、朝は10時すぎに起きるとかで生活習慣はかなり乱れています。一日中テレビを見るなど座っている時間がかなり長いとのことでした。

イスに座る様子を見て、姿勢の悪いことがひと目でわかりました。いわゆる出っ尻の状態で座るのです。

骨盤が前に傾き、足の付け根が「く」の字に曲がって、お尻を後ろに突き出して座るわけです。したがって、腰の反りも強くなります。

また、Ｆさんには**足裏の痛みという症状もあり、とくにかかとが痛い**と訴えていました。「踵骨棘《しょうこつきょく》」といって、かかとと足指の付け根をつないでいる組織が骨を変形させ、トゲのように出っ張り、痛みを起こす病気です。加齢や運動のしすぎのせいなどと言われますが、原因の一つに悪い歩き方があります。

当初、1週間に一度ほど来院しており、そのつど施術を行いましたが、症状改善は一時的なものでした。

そこで、やはり歩き方の指導が必須と考えました。

まずは下腹部の締め方、お尻の筋肉の使い方から始まり、もも裏歩きのコツをすべて教えました。

その結果、**ひざの痛み、腰痛が改善。足裏の痛みも解消され、歩くスピードが増した**そうです。

何よりも本人が驚いたのは、O脚が改善されて「足がきれいになった」ということでした。

ただ、長年の悪い座り方はなかなか改善されず、油断すると悪い姿勢に戻ってしまうので、現在も2週間に1回は来院してもらい指導を続けています。

30年苦しんでいた腰痛が治り、さらにゴルフの飛距離が伸びた！

症例7

Gさん（60代、男性）

病名・症状

慢性腰痛（変形性腰椎症）

30代の頃から既往歴30年という筋金入りの腰痛です。腰が一日中痛く、とくに朝の起きがけがつらいとのことでした。

最初に腰をさわりましたが、かなり変形が進んでいるようでした。腰にまったく動きがありません。

「一度病院でレントゲンを撮ってもらってください」と勧めたのですが、病院嫌いなようで一向に行こうとしません。

これまで整形外科に通ったこともないとのことです。知識があったので、「病院で治療しても治らない。どうせ手術を勧められるのがオチだから」と考えていたようです。

しかし、あまりにも痛みがひどいので当院を訪れたとのことでした。

座り方を観察すると、イスに深くまっすぐ座る習慣のあることがわかりました。一見姿勢よく見えるのですが、悪い座り方の一典型でした。これによって股関節がよけいに固まってしまったのだと思います。

つまり、昔から腰が痛いから、よい姿勢で座ろうとして深く腰かける。それが逆に悪かったのです。

Gさんはすでに定年退職していましたが、以前は長く雑誌編集の仕事をしていました。一日中、座っていることも多かったそうです。おそらく、悪い姿勢で座っていたのでしょう。

在職中は接待など付き合いでゴルフをしていたそうですが、退職後は本格的にゴルフをするようになりました。

腰が痛いけれども、運動のためにとゴルフに通っていました。しかし、腰が使えないのでドライバーがまったく飛ばないとこぼしていました。

当然だと思います。実際、使えるような腰ではありませんでした。

腰が曲がっているわけではないのですが、自然な反りがまったくなく、一本の棒のようにまっすぐなのです。

当初は、月に一度ほど通院してもらい、腰を調整しました。しかし、すでに焼け石に水でした。施術で痛みは一時的にやわらぐものの、やはり効果は持続しませんでした。股関節も完全に固まっていて、そのままでは戻らない状態でした。

これは歩き方を変えなければどうしようもないと考え、もも裏歩きを勧めると、「ぜひ、すぐにでも教えてほしい」とのことでした。

それで、その場で指導しました。とても真面目な方で、翌朝から歩くようになったそうです。

それからは、近所の公園を毎朝30分くらい歩くようになりました。しばらく続けると歩く速度も上がってきて、調子よく歩けるようになったそうです。

朝の公園ではウォーキングをしている人がたくさんいて、「悪い歩き方をしている人ばかりだ」ということが目につくようになったとか。

指導したのは、とくに股関節を後ろに大きく使うことでした。3回ほど指導し、もも裏歩きをマスターしました。

歩く習慣ができて1か月後には積年の腰の痛みが消えました。

股関節のやわらかい状態を維持することで、腰が動くようになったからです。

Gさんが**もっとも喜んでいたのは、ゴルフのドライバーの飛距離が50ヤード近くも伸びたこと**です。

その理由は一目瞭然です。腰の柔軟性とお尻の筋肉がついたからです。お尻の筋肉ができれば、腰も動くようになり自然とヘッドスピードが上がります。

それまでGさんはずっと週に2回のペースでラウンドしていたそうです。それなのに、飛距離はどんどん落ちてきていたのです。

ゴルフで運動しているのだから筋肉がつきそうに思えるかもしれません。

しかし、**歩き方が悪いと股関節が固まり、腰が動かなくなってきます。腰の動きが悪いのと、腰の回転を速くするためのお尻ともも裏の筋肉がなくなるので、飛距離が落ちていくわけです。**

それで皆さん、面白くなくなってゴルフをやめてしまうのです。そして、やめると男性は一気に老け込んでしまいます。

楽しくゴルフを続けるためにも、正しい歩き方を身につけることは大切です。ゴルフ場ではスイングなどよりも、移動の際の歩き方を練習した方がよいと思います。

Gさんもすでに卒業して、いまではもう通院していません。腰の痛みから解放されて、ますますゴルフを楽しんでいることでしょう。

毎朝のアキレス腱痛で苦しんでいたが、歩き方を変えたことで痛みが解消

症例8	Hさん（40代、男性）
病名・症状	足がつる、アキレス腱痛、下肢のだるさ

よく足がつる、毎朝アキレス腱が痛いという症状で来院しました。アキレス腱の痛みは朝起きたときに強く、少し歩き出すと痛みはやわらいでくるとのことでした。

このように、アキレス腱痛の症状の特徴は、朝起きたときなどに痛みが強くなりますが、動き出してアキレス腱の周囲が温まってくると痛みを感じなくなることです。

さわってみるとアキレス腱が異常に硬くなってしまっていて、伸びない状態でした。そして、**常に足がだるい**とのことでした。

ご本人にとってかなりつらい症状のようでした。

歩き方が悪く、アキレス腱をうまく使っていなかったために縮んで硬くなってしまったものと思われました。血行も悪く、冷えもあったと想像されます。

アキレス腱痛は高齢者にはときどき見られる症状ですが、まだ40代と比較的若いのにこうした状態になったのは、歩き方などよほど悪い生活習慣を続けていたということでしょう。

この状態がさらに悪化すると、アキレス腱が骨化・石灰化する場合もあります。アキレス腱石灰化症・骨化症と呼ばれる病気です。

石灰化するとレントゲンで白く見えます。アキレス腱の中に粒つぶの骨があるような状態になります。

本来、腱というのは筋肉を骨につないでいる比較的軟らかい組織ですが、これが骨のように硬くなってしまうわけです。

おそらく、Hさんもアキレス腱の骨化が多少始まっていたのかもしれません。

アキレス腱が固まっているので、しゃがんでいるとき常にかかとが浮き上がっている状態で、まったく下りてきません。

毎日が立ち仕事で、普段歩くことも多いそうですが、それでもアキレス腱が硬くなっているということは、歩幅を前にしか出していないからだと思われました。

週に1回ほど通院してもらってアキレス腱をほぐす施術を行い、同時に歩き方を指導しました。


アキレス腱は硬かったものの、幸い股関節はそれほど固まってはいませんでした。ですから、効果は比較的早く現れました。

2か月ほどでアキレス腱の痛みは取れ、足がつることもなくなりました。足のだるさも解消されたとのことです。

現在、通勤時にはなるべく一駅前で降りて、そこから歩いているそうです。

すでに卒業し、いまは通院していません。

スカートが右に回るのがなくなったら、自然に腰痛と首痛が消えた！

症例9
Iさん（40代、女性）
病名・症状
股関節の痛み、首や腰の痛み

細身の40代女性で、**股関節**（**とくに右側**）、**首、腰の痛み**を訴えて来院しました。**私が最初に注目したのは、Iさんの「スカートが右に回ってしまう」という一言**でした。

体をチェックして原因がすぐにわかりました。右の股関節が極端に硬くなっていて動きが悪く、左の骨盤に比べて右側の前傾が強かったのです。

さらに、少し歩いてもらうと、左足は股関節を後ろに幅広く使えていますが、右足は前にしか出ていませんでした。

Iさんは毎日座って事務の仕事をしているのですが、その姿勢にまず問題があったのです。

聞くと、**座っているときは右足を上にして、左足にからませる感じで足を組んでいるこ**

とが多いそうです。

つまり、座っているときの姿勢のバランスが悪く、右側の股関節が固まってしまったのです。それで右足が動きにくくなり、とくに右の股関節に痛みが出てきたわけです。

実は、このパターンが女性の多くを占めます。

スカートが右に回る人が8割ほどで、左に回る人はほとんどいません。理由は右利きの方が圧倒的に多いからです。

利き足の右を使うときは、左腰を支点にした方が楽です。そのため、左の腰が軸になり、右の骨盤が前に傾きやすいわけです。すると、ますます右足を上に組んだ方が楽になるのです。

右利きだと、座っているときの体重のかかり方のバランスは左7、右3程度の人が少なくありません。そうすると、スカートはどんどん右に回っていくわけです。

Iさんはまだ40代ですが、このまま年齢を重ねてさらに股関節が固まっていくと、もはや足さえ組めない状態になります。これが最終形態です。

実際、おばあさんで足を組んでいる人は少ないと思います。股関節が固まって、もう足が上がらないのです。

ということで、Ｉさんには**最初に「正しい座り方」の指導を行いました。**

2回の施術で、骨盤と股関節が正常に戻りました。併せて正しい立ち姿勢と歩き方も指導しました。

結果、**股関節の痛みは消え、姿勢がよくなって腰痛、首痛も改善**されました。

もちろん、**「スカートが右に回る」という現象もなくなりました。**

現在は、仕事で疲れ切ったときなどに来院する程度の通院で済んでいます。

第4章

もも裏歩きで、痛みとさよならして、もっと健康になる

1日30回、下腹部トレーニング

この章では、もも裏歩きの効果をもっと高めていくエクササイズの方法をいくつか紹介しましょう。

下腹部が緩んでいては正しい歩き姿勢はつくれません。下腹部を締めるコツをつかむためのトレーニングを紹介しましょう。

❶ 床にお尻をついて座ります。壁を背にして寄っかかってください。壁とお尻はぴったりくっつけずに、少し隙間をあけるように足は前方に伸ばします

❷ 両手を床について体を支え（お尻の横あたりに）、股を開きます。このときの両足の角度は90度くらいです

❸ その状態から両ももと両ひざを最大限に伸ばして、ひざを外へ回すようにしながらお尻を締めます。こうすることで、下腹部に力が入り、骨盤が返り腰が丸まるのを感じます。けっしてお尻を浮かすことなく行ってください。

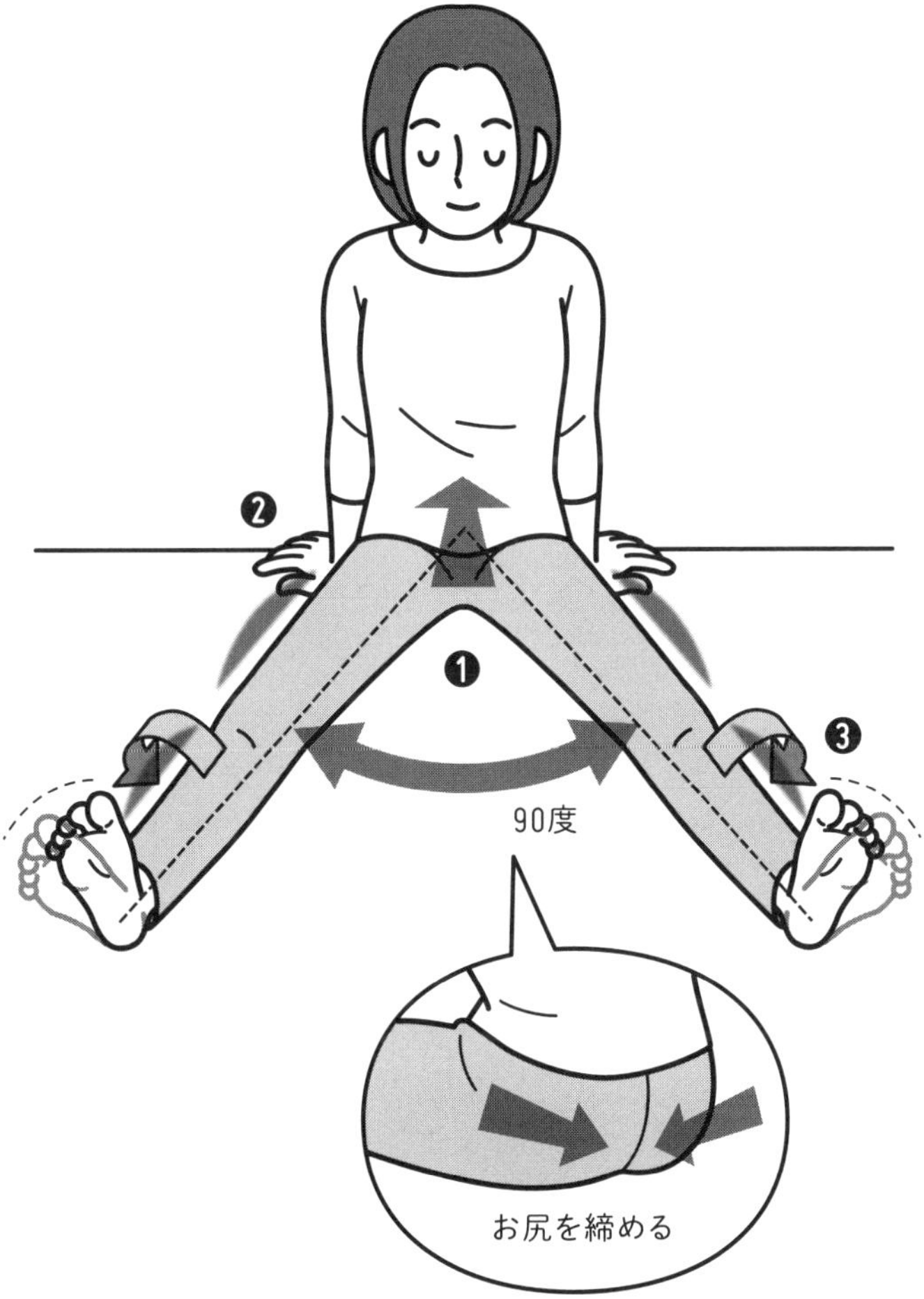
❷
❶
❸
90度
お尻を締める

❹ **この動きを30回ほど繰り返します。ポイントは、思いっきり力を入れることです。そして、腹式呼吸ではなく胸式呼吸で、息を止めずに行ってください**

※下腹部に力が入りにくい人には最初は難しいかもしれませんが、片手で下腹部をさわりながら下腹部が締まっていることを確認しながら根気よく続けてみてください。

二人組みゴムチューブで10分のトレーニング

もし、ご家族や友人などトレーニングを手伝ってくれる人がいる場合は、腰にかけたゴムチューブを引っ張ってもらって歩く二人組みゴムチューブトレーニングがお勧めです。ゴムチューブがなければ、市販のトレーニングチューブや伸縮性のあるベルトでも代用できます。

❶ **正しい姿勢で立ちます**（下腹部を締め、みぞおちを前に出し、土踏まずの中央に重心をかける）

❷ **サポート役の人は後ろに回って、後ろから腰**（下腹部、腰骨の下）**にゴムチューブ**

を巻きつけ、後ろでゴムチューブを束ねて持ちます

❸ 足先を少し開き、前述したもも裏歩きの方法で歩きます。サポート役の人は後ろからゴムチューブを引っ張って適度な負荷をかけます。負荷は強すぎず弱すぎず、です

❹ 歩くときには、みぞおちから前に出て、片足に全体重がかかる時間を長くすることを意識します。親指の先まで重心が移行するまで片足に体重をかけておきます

❺ 前足が地面に着いたときに、ひざは曲げずに伸ばしておくようにします。力を入れる必要はありません。自分の足が船の船頭さんが使う棒（櫂）になったようなイメージです

❻ 後ろの歩幅を大きくとり、後ろ足のつま先が地面を後方に追いやるような感覚を意識します

❼ このトレーニングを10分ほど行いましょう

※お尻の筋肉を自分でさわりながら歩いてみてください。正しく歩けていれば、筋肉が硬くなっているのが感じられます。けっして、上半身で寄りかかるように進むのではなく、片足の力だけで行うようにしてください。

❶
❷

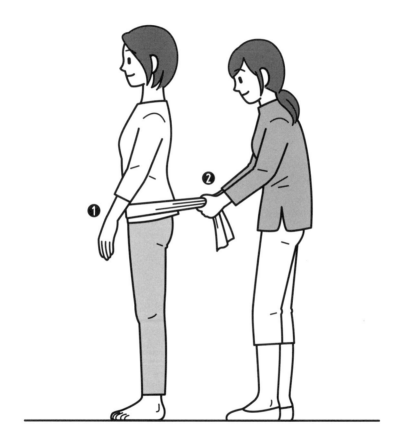

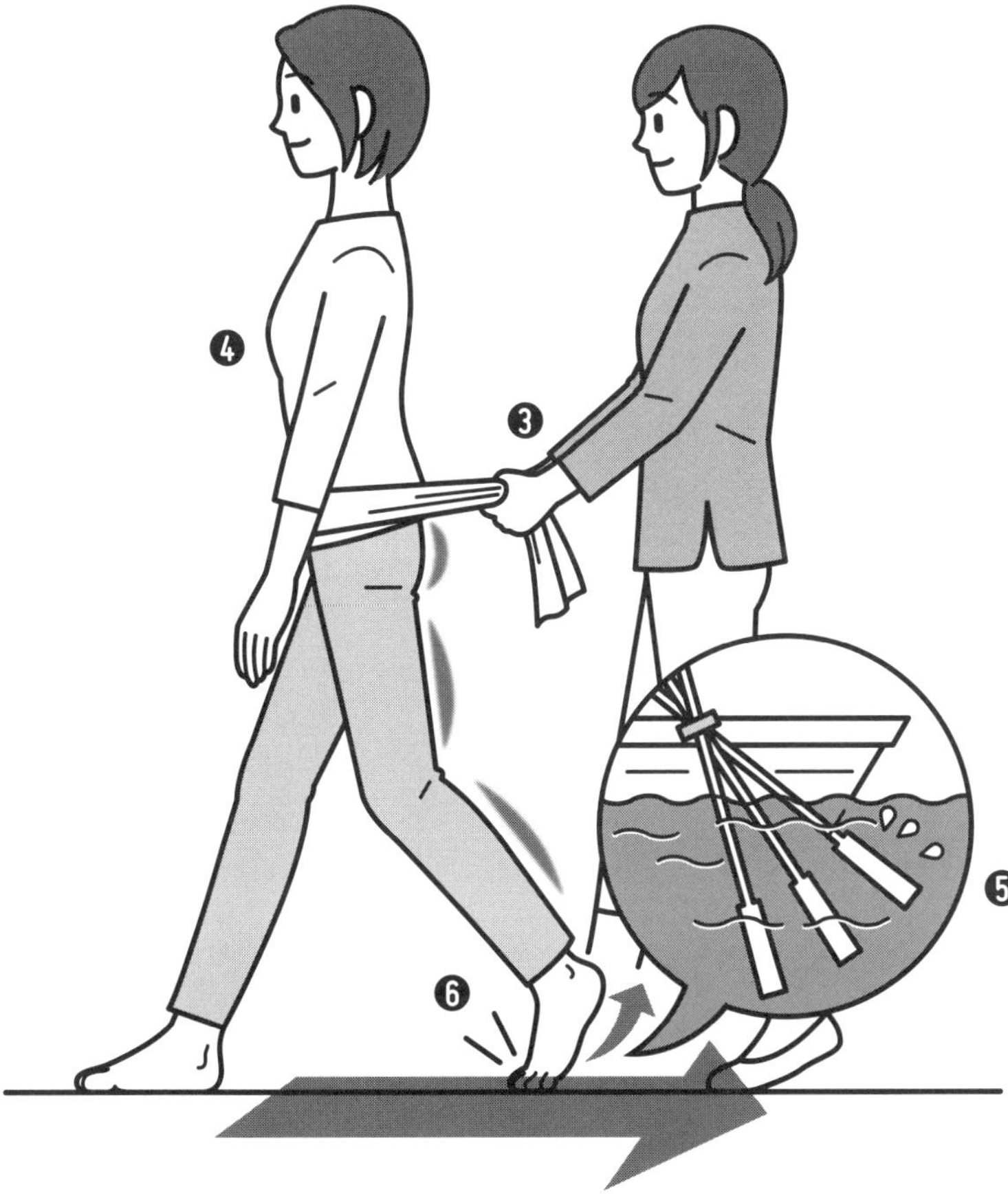

足の指と足首の使い方で、歩くときのバランスがアップ！

もも裏歩きで重要なのは「後ろ歩幅を大きくする」ということです。そのためには、体重を片足に十分かけられることが必要です。つまり、**片足でバランスを取ることが重要になってくるのです。**「出し歩き」をしている人は、自然に片足の時間が短くなり、足首と足の指を使わなくなります。

後ろ歩幅を広げ、ふくらはぎなど足裏の筋肉を強くするためには、足の指と足首の使い方も大切になります。

足の指と足首を正しく使うことでバランスもよくなり、片足に全体重が乗る時間が増えて、後ろ歩幅が格段に広がります。

片足立ちが恐いという方は、足の指や足首を上手に使って歩くことで、他にもさまざまな症状の予防効果ももたらされます。たとえば、冷え性、夜中に足がつる、足首の変形、

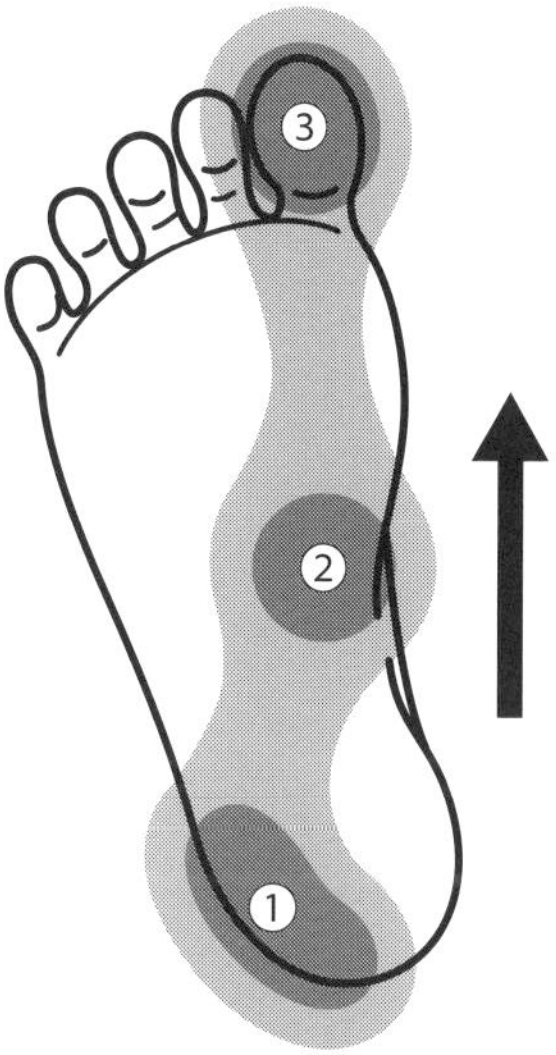

かかとから指先へ
一直線をイメージ

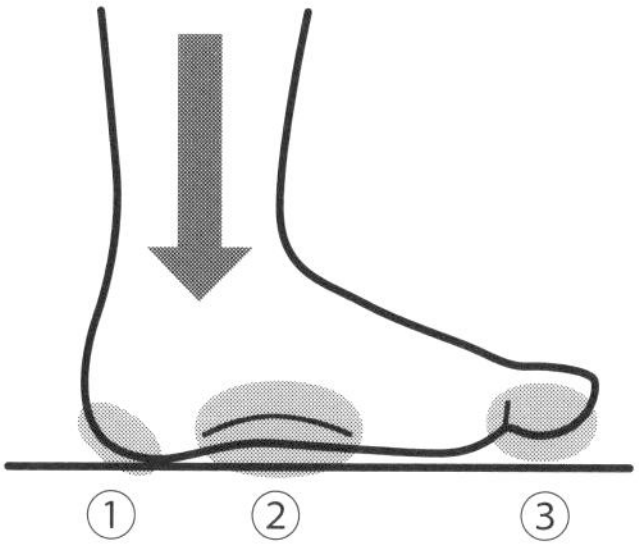

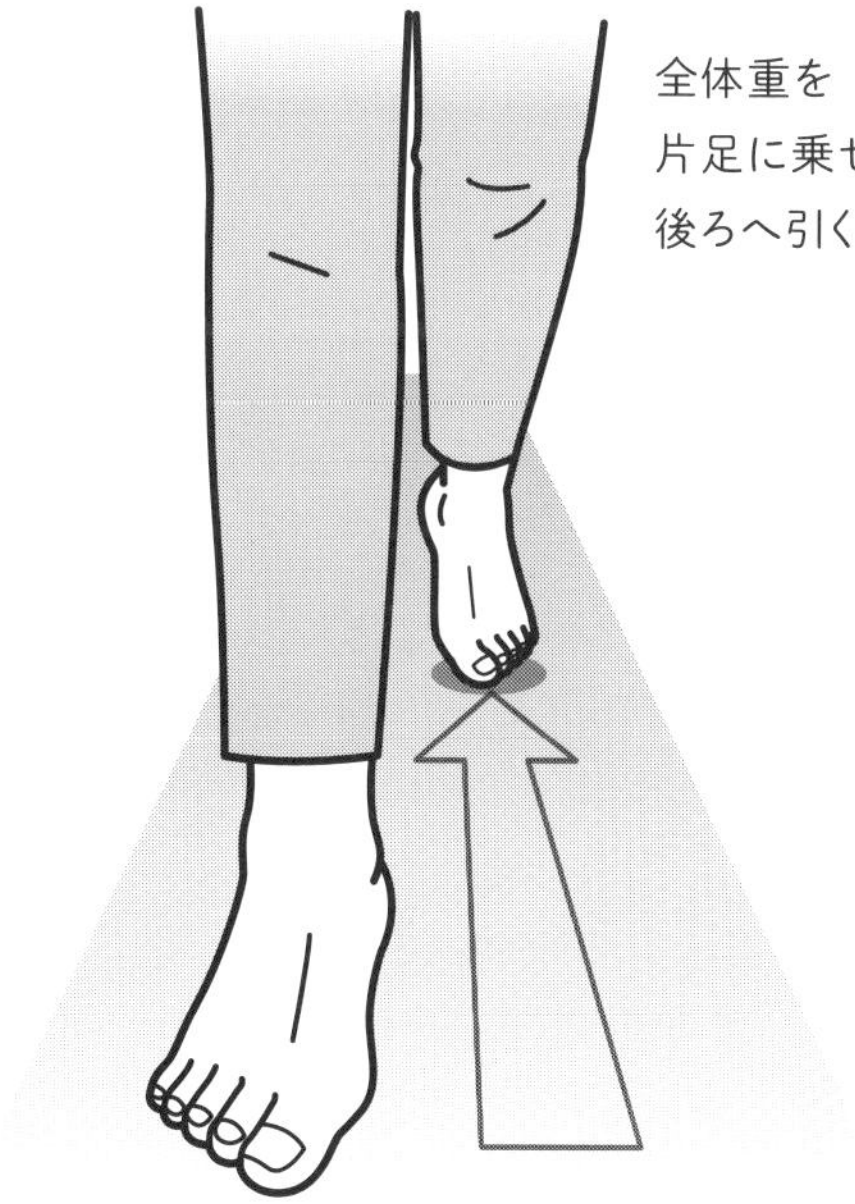

全体重を
片足に乗せて
後ろへ引く

外反母趾、足のむくみ、かかとやアキレス腱・足底の痛み、巻き爪などです。

（1）「足の指」を上手に使って後ろ歩幅を広げる

後ろ歩幅を大きくし、バランスよく歩くために必要なことの一つが「足の指」の使い方です。足の指と歩くことに関係があるの？　そう思う方もいるでしょう。しかし、足の指は大きな役割を果たしています。

足の指にはいくつかの関節がありますが、**歩くために大事なのは、指の付け根にあたる部分の関節です**（**手でいう握りこぶしの部分**）。この関節が下に曲がる（屈曲）することで、私たちの足は地面をしっかりと押し蹴ることができるのです。

バランスのいい歩き方をしている人の足裏は、土踏まずが発達してアーチ状になっています。足のアーチは縦のアーチと横のアーチで形成されているのですが、足の付け根にある関節が曲がらないと、横のアーチがなくなります。

横のアーチがなくなれば縦のアーチをつくることもできず、足で地面を押す力が減ってしまいます。土踏まずや足首、ふくらはぎといった部分の筋肉もすくなくなり、バランスも悪くなります。結果として、歩くときに踏ん張りがきかなくなるのです。

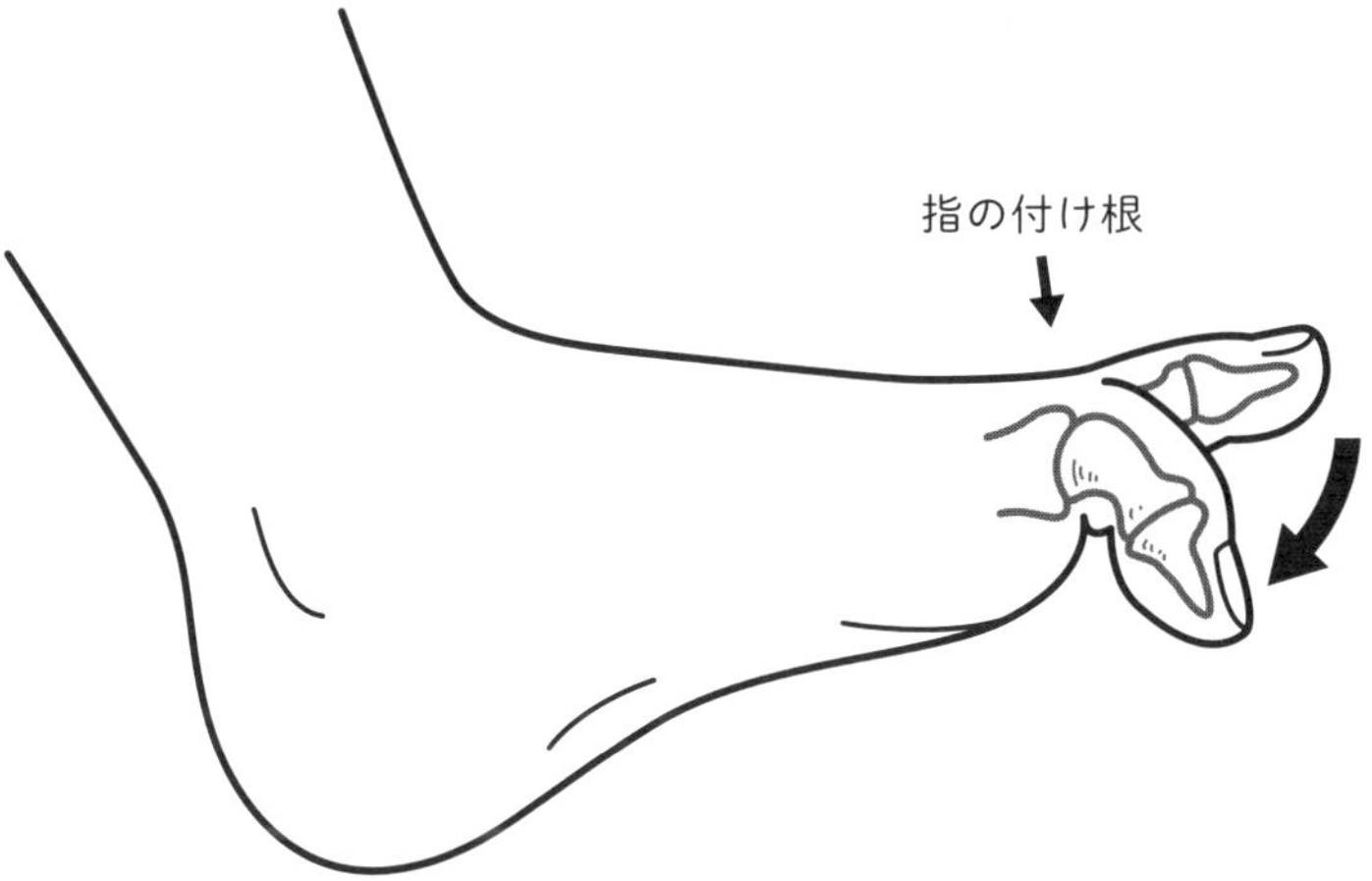

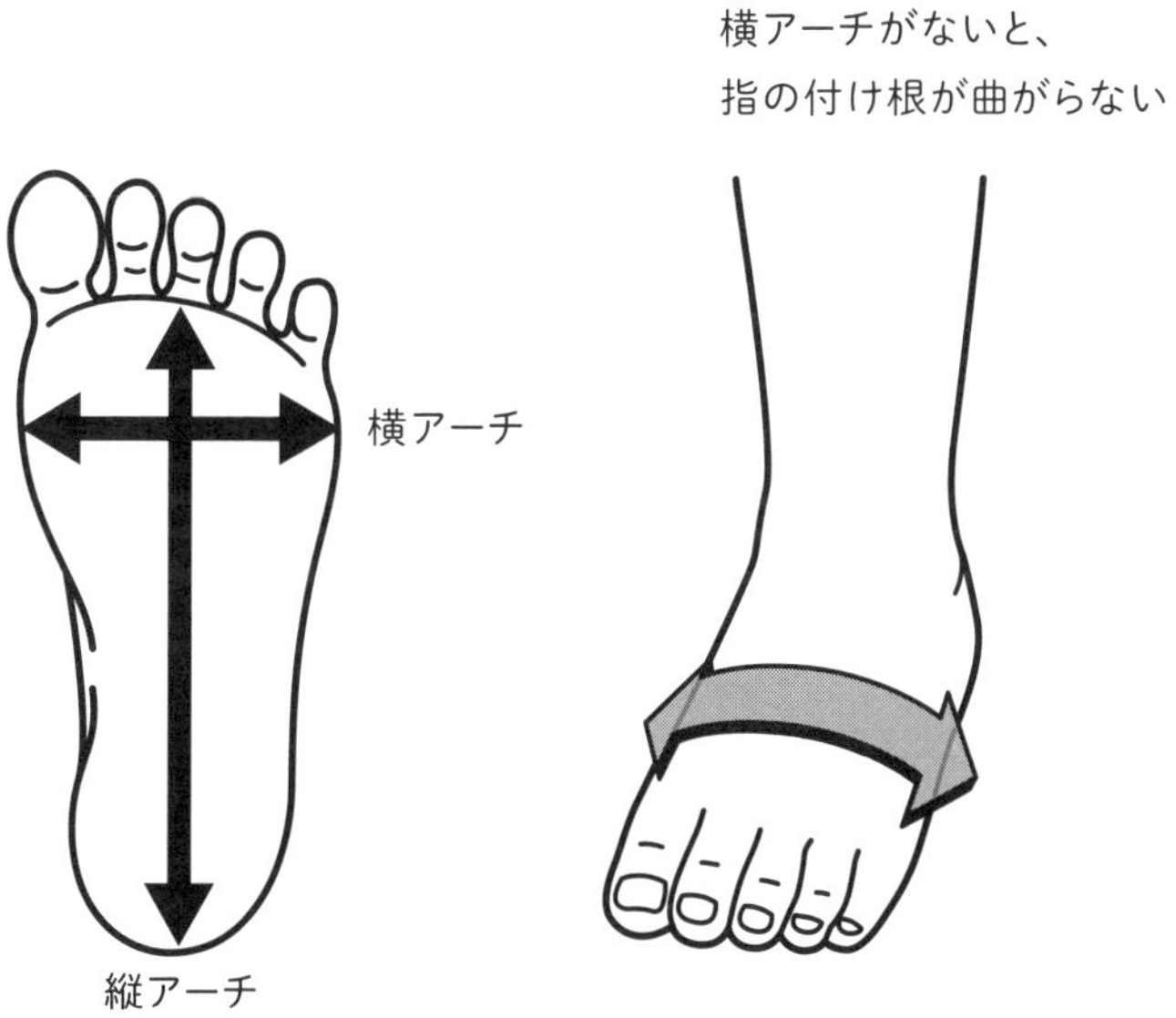

また、足の裏全体を使わなくなってしまうのも問題です。というのも、足の裏全体を使わずに歩くようになると親指の先まで使わなくなるため、自然と歩幅が小さくなってしまうからです。**しかも歩幅に大きな影響を与える部分である股関節が動く幅まで減ってしまう**ので、ますます歩幅は小さくなってしまうのです。

ちなみに、足の裏が最後まで使えていない人は、人差し指と中指の付け根にタコができたり、靴下のかかとに穴が開きやすくなったりします。

歩くときに足にかかる体重が足裏をどのように移動していくかをみていきましょう。

歩行するときは、体重はまずかかとの外側から徐々に親指の先へと移動するのが正しい方法です。

このとき体より後ろへの股関節の角度は30度となります。ところが、体重移動が親指の付け根で終わってしまうと0度とまったく幅が広がりません。結果として、先に述べたように歩幅が小さくなってしまうのです。

この後のページで足首と足指の力を鍛えるトレーニングを紹介しているので、ちょっとしたスキマ時間に取り組んでみましょう。

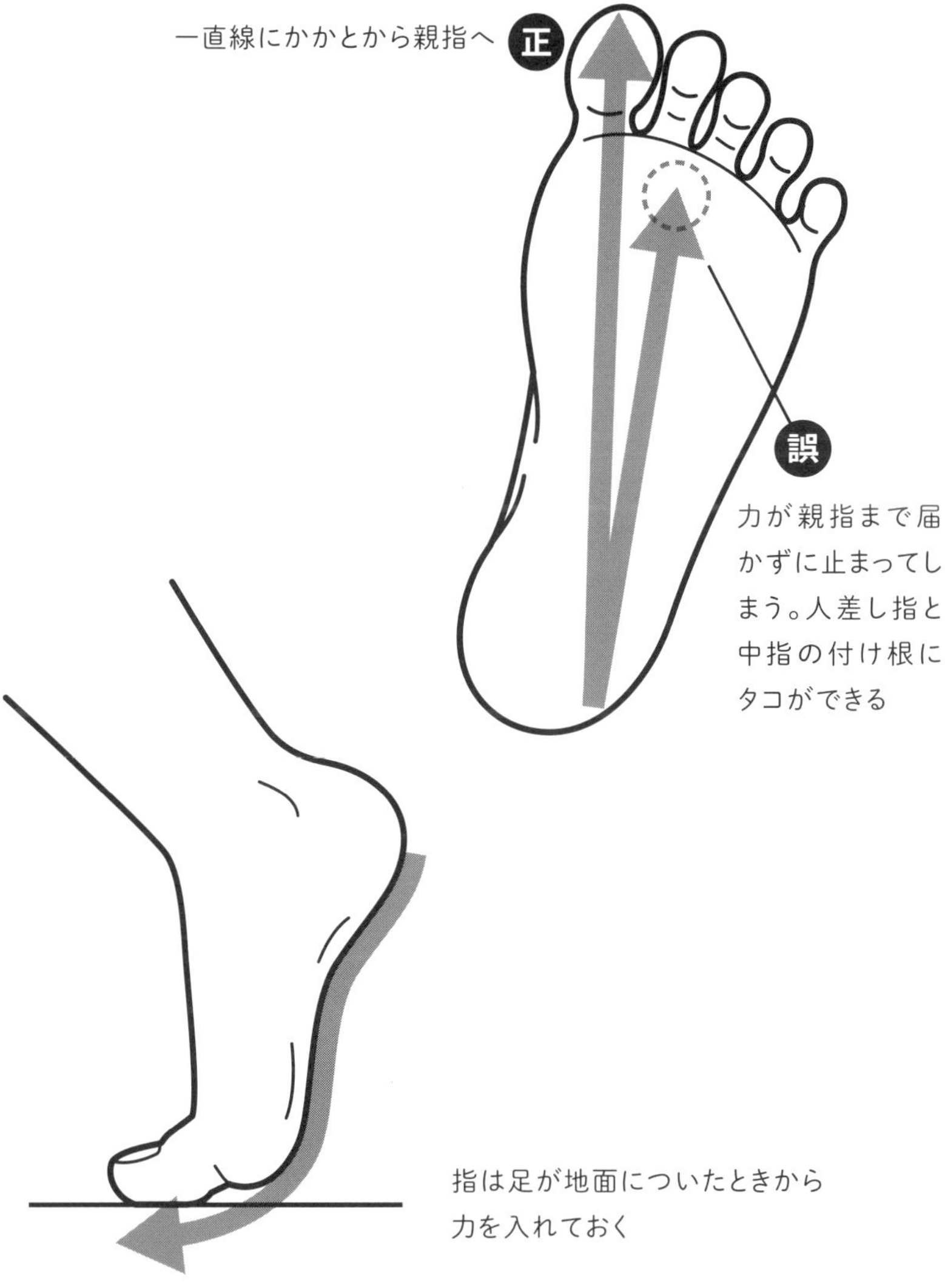
一直線にかかとから親指へ
正
誤
力が親指まで届かずに止まってしまう。人差し指と中指の付け根にタコができる
指は足が地面についたときから力を入れておく

（2）片足に長く体重を乗せる「足首」の使い方

次は「足首」の使い方です。

もも裏歩きではなぜ足首が大事なのでしょうか。

足にかかる体重がどのように移動していくかを思い出してみましょう。かかとから足の親指の先へと体重は抜けていきます。足首は回すことができるので、さまざまな方向に動きます。つまり足首が向く方向によっては、せっかくの力が逃げてしまうこともあるわけです。

何より後ろ歩幅を広げるためには、片足に長く体重を乗せる必要があります。足首は片足立ちになる際にとても重要です。足首がぐらついて外に逃げてしまうようだと安定しません。ではどのように足首を使えばいいのでしょうか。大きく分けて2つのポイントに分けられます。

❶ 親指に重心がかかるよう足首を立たせる

足首が内くるぶし側に寄って足の親指側に重心が乗り、足首を立たせることが必要です。つま先立ちをして、足の小指が浮き上がるように立ってみましょう。

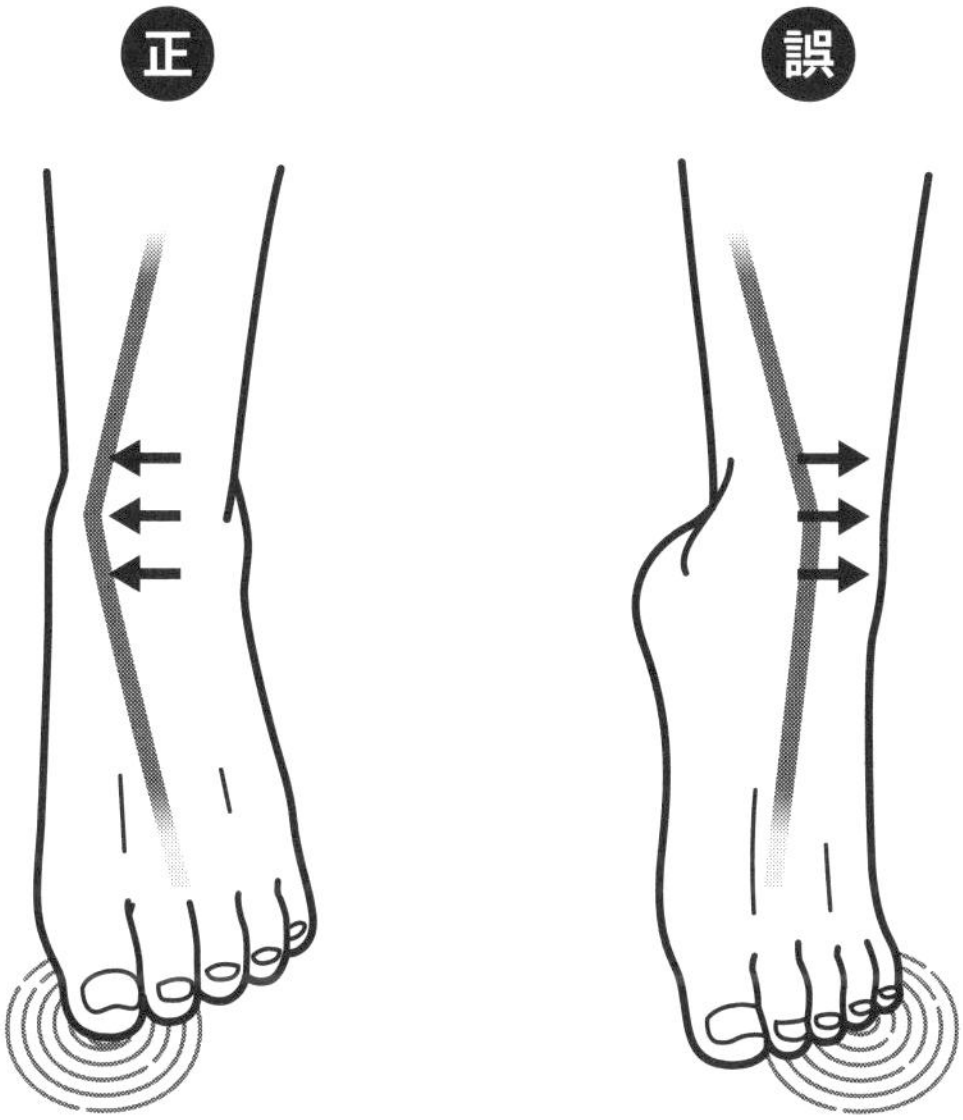
足首がしっかり立ち、親指に体重が乗る
足首が外側に倒れている

そうすることで、自然と足首の内側に体重がかかり、足首が外に倒れずに、足首を立てた状態になります。足の親指側に体重がかかっていることがわかるでしょう。

また、**ふくらはぎの内側ではなく外側の筋肉を使っていることが感じられるはずです。**

逆に誤った重心のかけ方が右側の形です。足首が外くるぶし側に寄って、足の小指側に重心が逃げてしまっています。これでは、重心が外側にぶれてしまい、正しい歩き方はできません。

❷ 進む方向へ足首をまっすぐに蹴り出す

親指の向いている方向を意識してください。自分が進む方向へ足首がまっすぐに向い

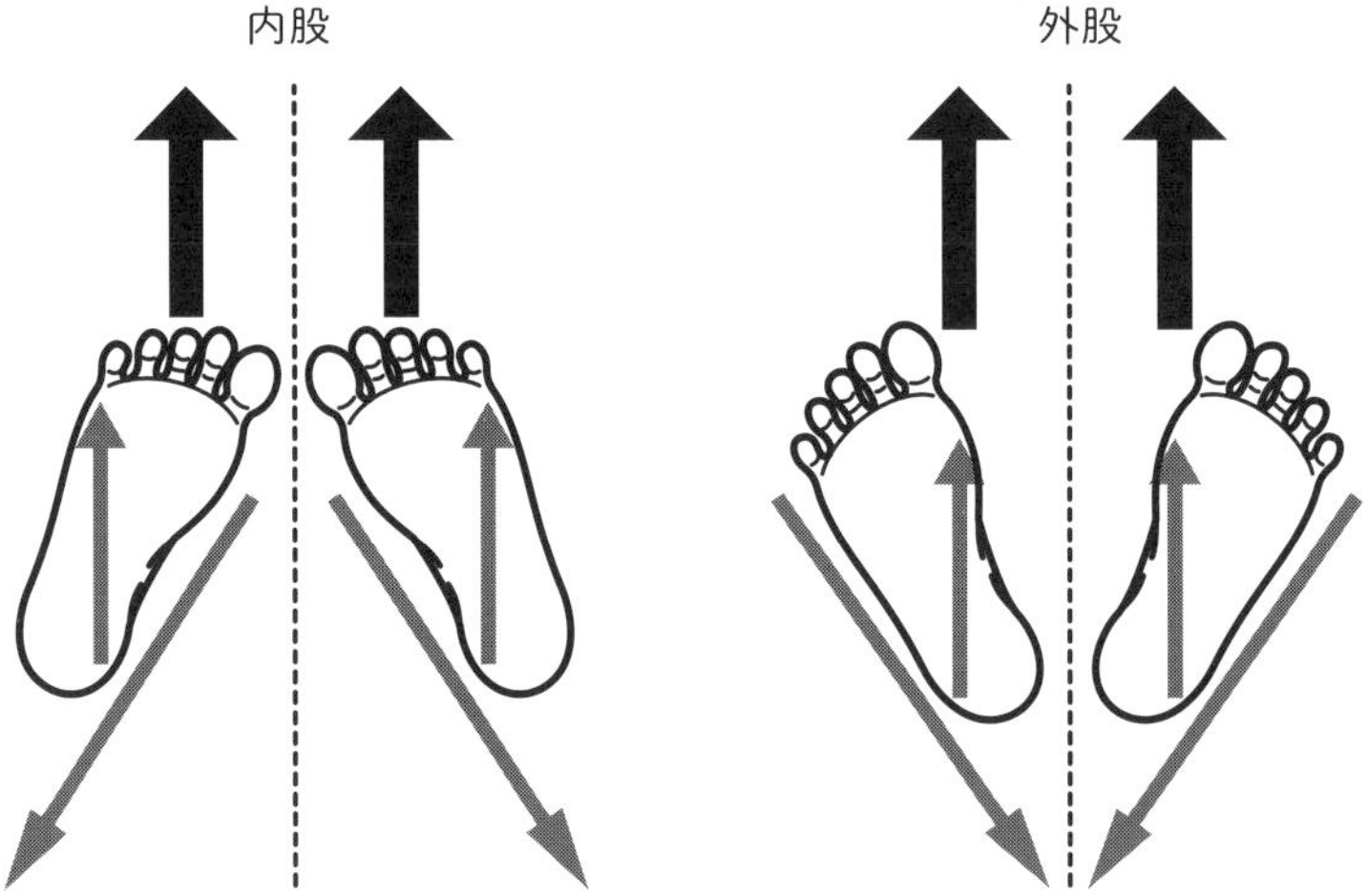

後ろへの歩幅が広がらない

ていることが大事になります。

上のイラストを見てください。それぞれ内股・外股になってしまった悪い例です。

内股の人は足首を立たせることができず、外側へと重心が逃げて、足首は小指の方向へ移動してしまいます。

そのため、親指方向へ力が伝わらず、真後ろに地面を押し蹴ることができません。

一方、外股の人は、足首を立たせることはできますが、親指が外側に向いているため、歩くときの体重移動が親指の付け根で終わってしまいます。ですから、足首を十分に使うことができません。

次に、内股と外股が歩幅にどう影響するか

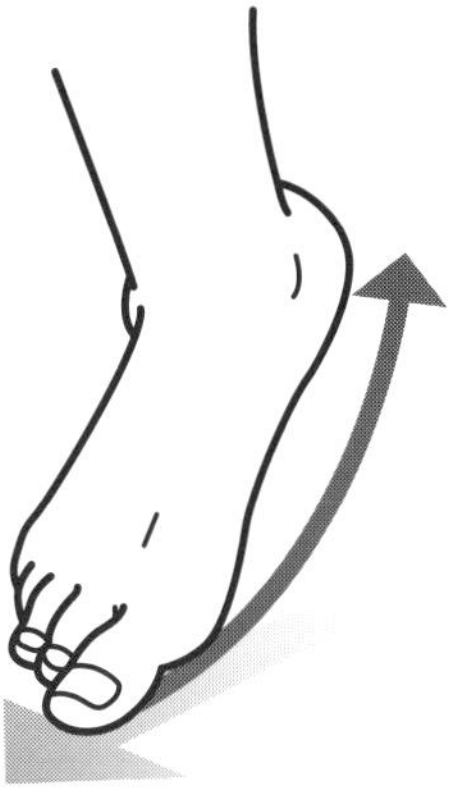
親指が曲がらないように
耐える

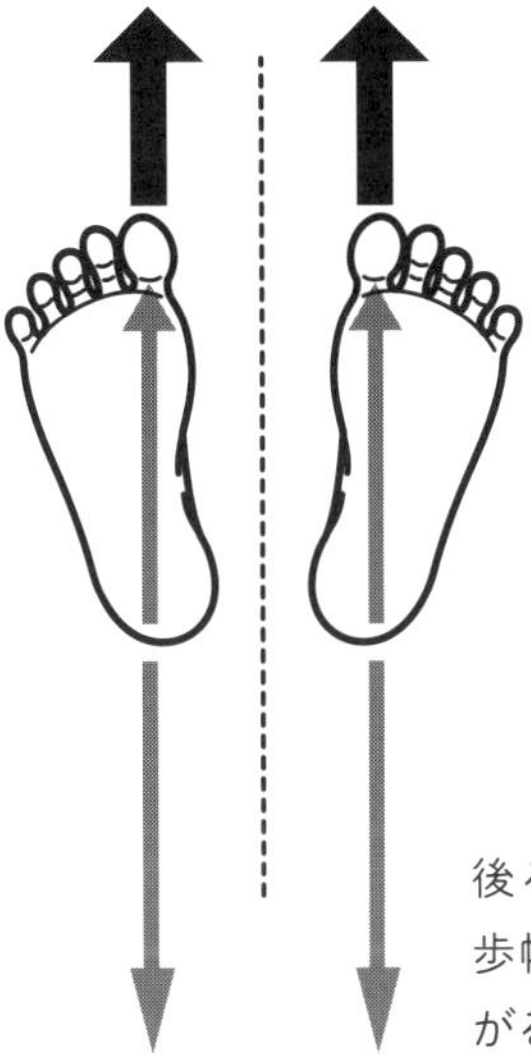
後ろへの
歩幅が広
がる

を考えてみましょう。

内股は、ハの字（末広がり）になるため、歩幅が広がれば広がるほど足は外に開いてしまいます。肩幅を外に開く限界とすると、実際の歩幅はとても狭くなります。

逆に外股はVの字（尻つぼみ）になってしまい、足がクロスしてやはり歩幅は広がりません。

（3）足首を立たせ親指の先まで使って地面を押し蹴る

歩くときには、まず親指を30度ほど外に向け、足首を立たせて親指の先まで使って地面をしっかりと押し蹴ります。

このとき、足の指と足首を使うのは、体よ

り足が後ろへ行ってからです。

歩くときは、かかとの外側から足裏の内側へと重心が移動するようにしっかり足首を立てて地面を押し蹴ります。そして、足の小指から離れて親指の先まで重心が移動していくのを意識し、**足の指でもしっかり地面を押してください。**

すると、押し蹴った足が地面から離れ、自然と上がるのを感じるはずです。つまずく心配もなくなります。

そして、押し蹴ったつま先が地面から離れた瞬間には、逆側の足はもう地面に着いています。着いた瞬間から、臀筋を使った足を後ろに引く次の一歩が始まります。

足首と足指、ふくらはぎの外側の筋肉のエクササイズ

もも裏歩きで後ろ歩幅を広げるときに使うのが、足首とふくらはぎの外側の筋肉です。次は、この筋肉を鍛えるトレーニングです。

❶ 2章で紹介した壁押しトレーニングの最初の姿勢と同様に、壁に向かって立

ち、胸の高さで壁に両手をつけます。壁と体の距離は10センチ程度です

❷ 両足先は30〜40度に開きます。かかとは両側をつけた状態にします

❸ そのままの姿勢から、指先に力を入れたまま、まっすぐ上への背伸びを繰り返します

❹ このときに、かかと同士がけっして離れないようにしてください。コツは足の小指が浮くように背伸びすることです。126ページの写真の上がよい例、下が悪い例です

❺ ふくらはぎの外側につらさを感じれば、重心がきちんと親指側に乗り、足首が立って使われている証拠です。これを毎日50回繰り返してください

※このトレーニングは足首を外反（外側へのひねり）させることで、ふくらはぎの外側の筋肉を鍛えます。これにより、片足で立っているときのバランスをうまくとれるようになります。とくに、歩行で片足に体重が乗ったときに足が外側に逃げてしまい不安定になる人にはこのトレーニングがお勧めです。

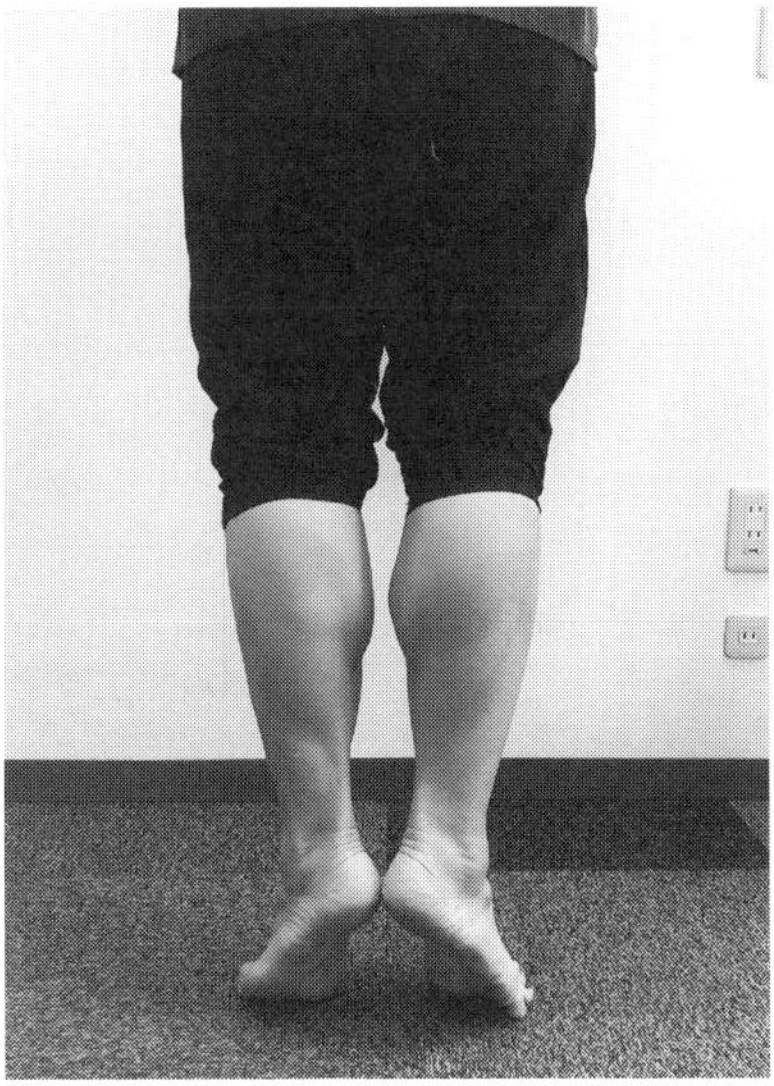

よい例

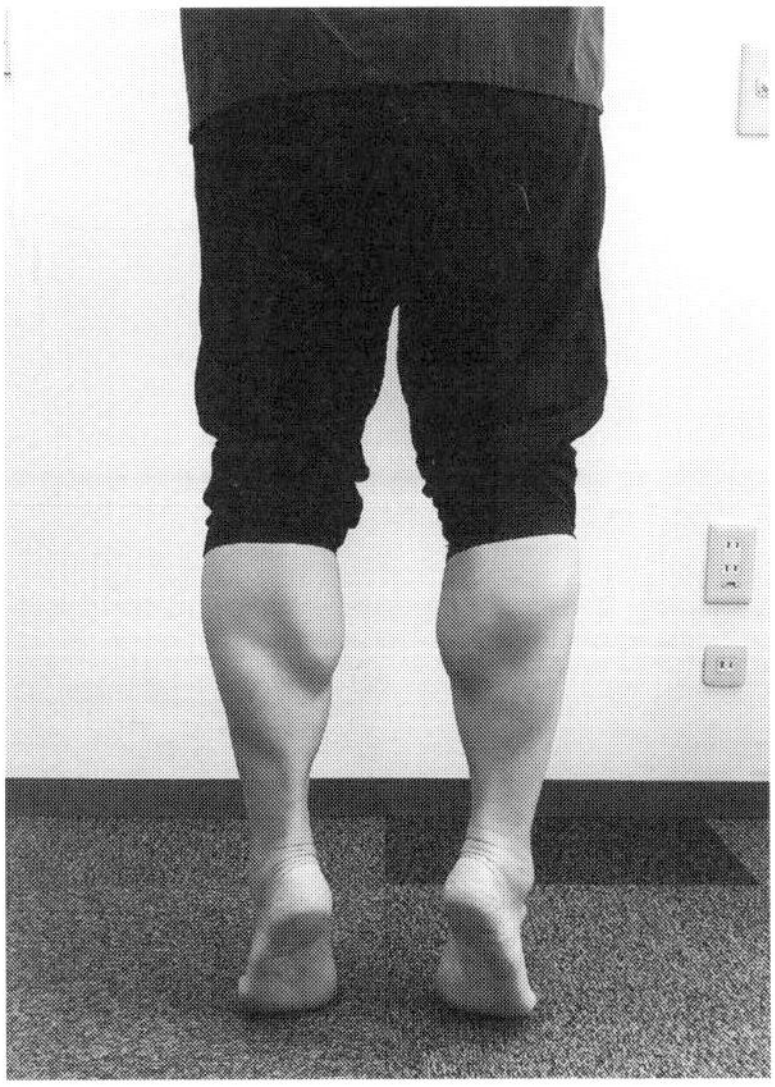

悪い例

第5章

寝たきりになりたくないなら、正しく歩こう！

正しく歩いているだけで、健康を取り戻せる

本書に症例として登場した方々をはじめ、以前は元気で歩けていたのが、ひざの痛みのために歩けなくなったという人は本当にたくさんいらっしゃいます。**痛い思いをして歩けない状態まで行ってしまった人は、歩けることのありがたみが骨身にしみています。**「歩けなければ人生の意味がない」という痛切な思いを吐露した人もいます。

歩けなければ外出できないばかりか、家の中の移動もままなりません。トイレに行くのを我慢してしまうこともあるでしょう。それは、本当につらいことです。

ひざの痛みがなくなって、以前と同じく歩けるようになったことで、皆さん本当に生き生きとしてきます。

冒頭で紹介した85歳の女性が典型例です。

ひざの痛みから解放されましたし、もしも正しい歩き方をマスターせずに転倒していたら、そのまま寝たきりになってしまっていたかもしれません。

もも裏歩きを実践していたことによる筋力の「貯金」があったから、そうならずに済んだのです。


病院や施術院での治療や施術ももちろん大切ですが、まずは自分の「歩き」を変えることから始めてほしいと思います。

もも裏歩きを習慣化することで多くの体の痛みを治すことはできますが、痛みが悪化すればするほど、治る確率は低くなっていきます。

ましてや関節の変形などが極度に悪化すれば、もはや手遅れで、人工関節に頼るしかなくなってしまいます。


ですから、**まだ痛みが軽いうちからぜひ正しい歩き方を身につけてください**。

そうすれば、痛みの出ない状態で一生を過ごせます。関節が変形しなくなります。ひざに限らず、足首でも股関節でも腰でも同様です。

正しい歩き方で足の裏側の筋力を鍛えると、その自分の筋肉が強固なサポーター代わりになってくれます。関節が正しい位置に戻り、そこを筋肉が固定してくれます。すると、ひざなどがぶれることがなくなり、関節同士がぶつからずに痛みがなくなるのです。炎症ももちろん引いていきます。

歩くのは、1日に15分でよいのです。正しい歩き方で毎日歩く習慣をぜひつけてほしいと思います。

家の中でのちょっとした移動や、近所のスーパーへの買い物がてらでいいのです。もも裏とお尻を意識して歩いてください。

もし、歩いていてまだ痛みを感じるようであれば、それは歩き方が間違っているサインです。壁押しトレーニングで、太ももの裏とお尻に力を入れる感覚を思い出してください。痛みが消え、もっと歩いてみたくなった人には、屋外に出て歩くことをお勧めします。夏の暑い時期などは、早朝や夜などの涼しい時間帯を選んでください。寒い日や雨の日などは、広いショッピングモールの空いている売り場の通路をぶらぶら歩くのもよいでしょう。

そして、歩くときは手ぶらで出かけることをお勧めします。荷物を持っていると姿勢のバランスが崩れやすいからです。

「もも裏歩き」がロコモ対策の決定打に

本書では、ひざの痛みを中心に、もも裏歩きの効果を述べてきました。

しかし、この正しい歩き方は、ひざの痛みにとどまらず全身にも好影響をもたらします。

10年ほど前から「ロコモティブシンドローム」（通称：ロコモ）という概念が広まりました。ロコモとは、寝たきりを引き起こす運動器の障害のことを指します。

運動器というのは全身の筋肉や骨格のことです。そして、運動器の障害には変形性の関節症、骨粗しょう症に伴う円背や骨折のしやすさ、変形性脊椎症、脊柱管狭窄症などさまざまな病気があります。

こうした病気によって、とくに下肢の筋力やバランス能力の低下が起こり、歩行や立ち座りなどの日常生活に支障が出て、要介護状態になるリスクの高い人が数多くいます。

変形性関節症や骨粗しょう症だけに限っても、推計患者数は４７００万人と言われており、ロコモは国民病になっているのです。そして、ロコモによって健康寿命がとても短くなっています。

国はいま、運動や食事などロコモ対策の推進に躍起になっていますが、本当に効果のある方法を見出せずにいるのが現実です。

しかし、ロコモを防止する決定打があります。

そうです。「正しい歩き方で歩く」ということです。

もも裏歩きの習慣化こそが最高のロコモ対策になる。私はそう信じて疑いません。

しかも、ロコモばかりではありません。

生活習慣病に始まる心臓や脳の疾患、認知症など、寝たきりや要介護の原因の上位にある病気も、歩くことによって予防したり進行を遅らせたりできる可能性があります。

女性特有の不快な症状も間違った歩きが原因であるものが少なくありません。たとえば、足のむくみやセルライトなどもそうです。

女性は骨盤が倒れていて股関節が内側に回転している人が多く、それが足のむくみや贅肉、セルライトなどの原因になります。

正しい歩き方を身につければ骨盤や股関節も改善されて、そういった症状も改善されていきます。

「健康のために歩きましょう」――昔からそう言われてきました。ウォーキングに親しむ高齢者も増えています。万歩計を持ち歩き、「今日は8000歩も歩いた」と満足している方も少なくありません。

しかし、**健康のための歩きは量よりも質が重要です。それどころか、正しい歩き方で歩かなければむしろ逆効果になり、健康を害してしまうこともあります。**

健康寿命を伸ばし、誰もが健康であり続けられる歩き。それこそが「もも裏歩き」なのです。

若いときから歩き方の教育を

本書では、もも裏歩きで変形性膝関節症などによるひざの痛みを解消できることを述べてきました。しかし本来、もっと大切なのはひざの痛みが出る前に予防することです。

病気になってからではなく、私たちが長く健康で生活するための当たり前の習慣として正しい歩き方が定着することこそ私の理想です。

実は、**スポーツをやっている男子学生などは、教えなくても「もも裏歩き」のように足裏の筋肉を自然に使えている人が少なくありません。もちろん、若く体幹がしっかりしているからでもあります。**

また、スポーツをしていなくても、稀にもも裏歩きが自然とできている人もいます。

私は、本当は「正しい歩き方」と「正しい姿勢」を学校で教えるべきではないかと考えています。

考えてみると、私たちは歩き方や姿勢を教わった経験がありません。小さい頃に親から「姿勢をよくしろ」と言われることはありますが、それが本当に正しい姿勢であるとは限りません。

歩き方に至っては、親から習ったという人はまずいないのではないでしょうか。

人は、1歳を過ぎる頃には無意識に歩き始めています。そのまま、正しい歩き方を知る機会もなく大人になっていきます。その結果、間違った歩き方がすっかり習慣になってしまうのです。

子どものうちから、学校などで正しい歩き方を教える。国が本気で健康寿命を伸ばそうと考えているのなら、そういうシステムをつくることを考えるべきなのではないでしょうか。

ひざの痛みが消える「正しい立ち姿勢」

ひざなど体の痛みを抱えている方は、立っているときの姿勢が悪い場合が少なくありません。私がいままで見てきた患者さんの9割以上が間違った立ち姿勢をしています。だからこそ、どこかを痛めて来院しているのです。

すでにお話ししたように、正しい立ち姿勢はもも裏歩きの効果を最大限に得るためにも必要です。

当たり前のことですが、「歩行」は立った状態から始まります。正しい立ち姿勢を身につければ、歩きの効果や効率は何倍にもふくらみますし、衰えた下半身を2～3か月で元に戻すことも可能になります。

ここで説明する姿勢は、一般に言われていることや皆さんが思い描いている姿勢とは異なるので驚かれるかもしれません。しかし、確立された理論に基づいているので安心して実践してください。

まずは、自分の姿勢がどう間違っているのかをチェックできるよう、悪い例から示していきたいと思います。

［悪い立ち姿勢］

（A）頭のてっぺんから糸で吊られているイメージ

これはよい姿勢としてテレビや雑誌などで紹介されています。しかし、**実は間違った姿勢**です。

頭から糸で吊られているような立ち方だと、背骨全体がまっすぐになってしまい、理想的なS字カーブが失われてしまいます。そのため、かかと体重になってしまいますし、股関節を後ろに引いて歩くこともできません。

（B）壁に背を向け、かかと、お尻、背中、後頭部が壁につくように立つ

これもよく言われることですが、**間違いです**。というのは、誰でも、壁に背を向けて立てば、かかと、お尻、背中、後頭部は壁につきます。骨盤が倒れていて、背中が丸い人でもそうです。ですから、何の参考にもなりません。

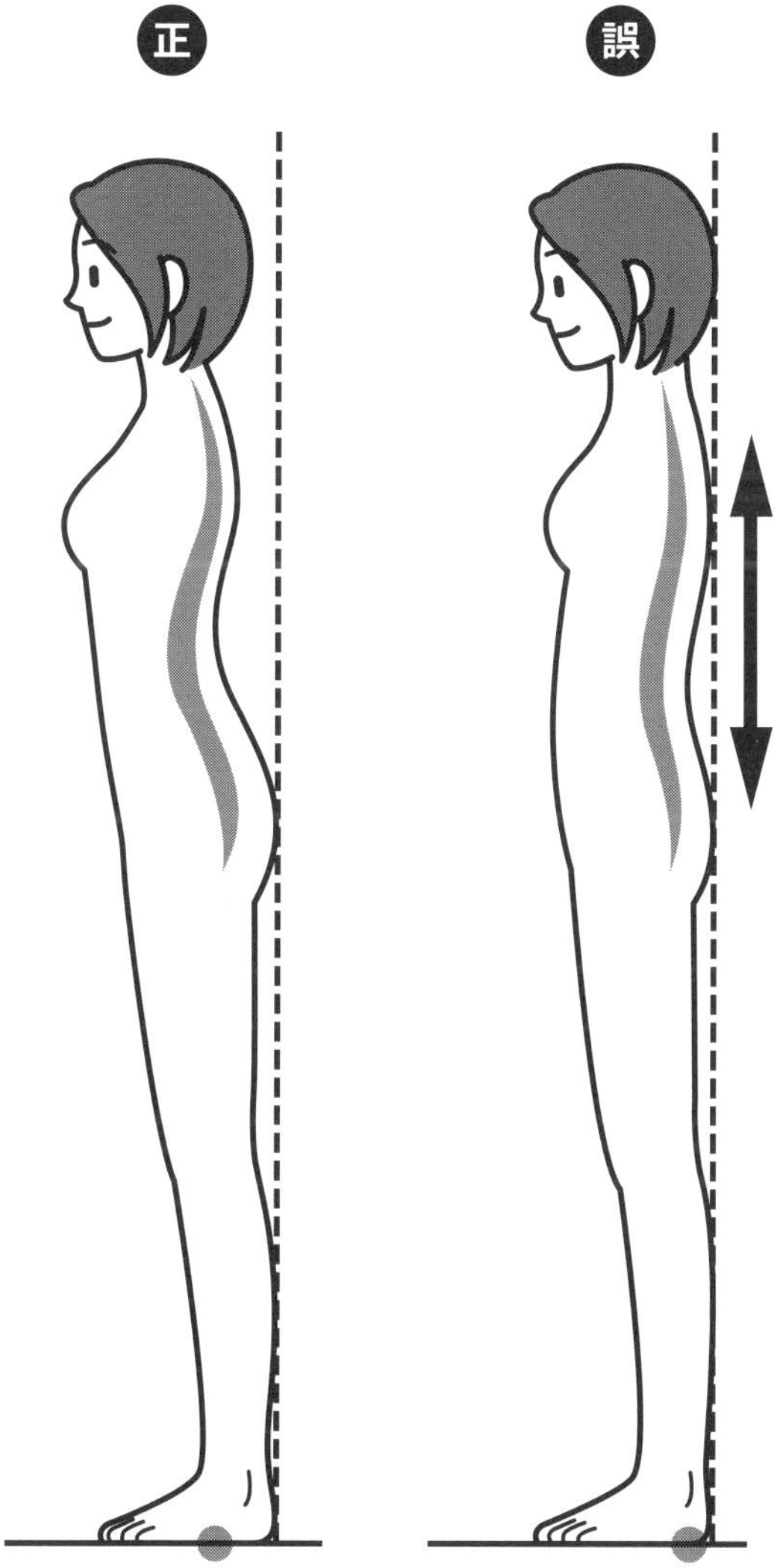
正
誤

(C) 背筋を伸ばし、あごを引く

背筋を伸ばすと、腰が反ってしまいます。そうすると、あごは勝手に引かれます。背中に力を入れたそんな姿勢では5分と立っていられません。重心もかかとに移動してしまいます。

肩や背中で姿勢をつくってはいけないのです。背中を伸ばしているつもりで、実は腰を反らせて、お腹が前に出てしまっている人がたくさんいます。それでは結局、背骨の丸みや、胸腰部の硬さは改善されません。

(D) 肩甲骨を寄せる感じで胸を張る

これも背中に力が入り、腰が反ってしまうので、**かかと体重になってしまいます**。

下腹部を締めて、みぞおちを前に出せば、肩甲骨は自然と寄って下がってきます。内巻き肩（肩甲骨が左右に広がって肩が内側に入った状態）の人は、肩で直そうとしてはいけません。

このように、正しい姿勢への誤解はたくさんあります。子どものころ、親や学校の先生に「背筋をピンと伸ばしなさい」と言われたものですが、いま思えばそれは間違いだったのです。

では、次に正しい立ち姿勢について説明しましょう。

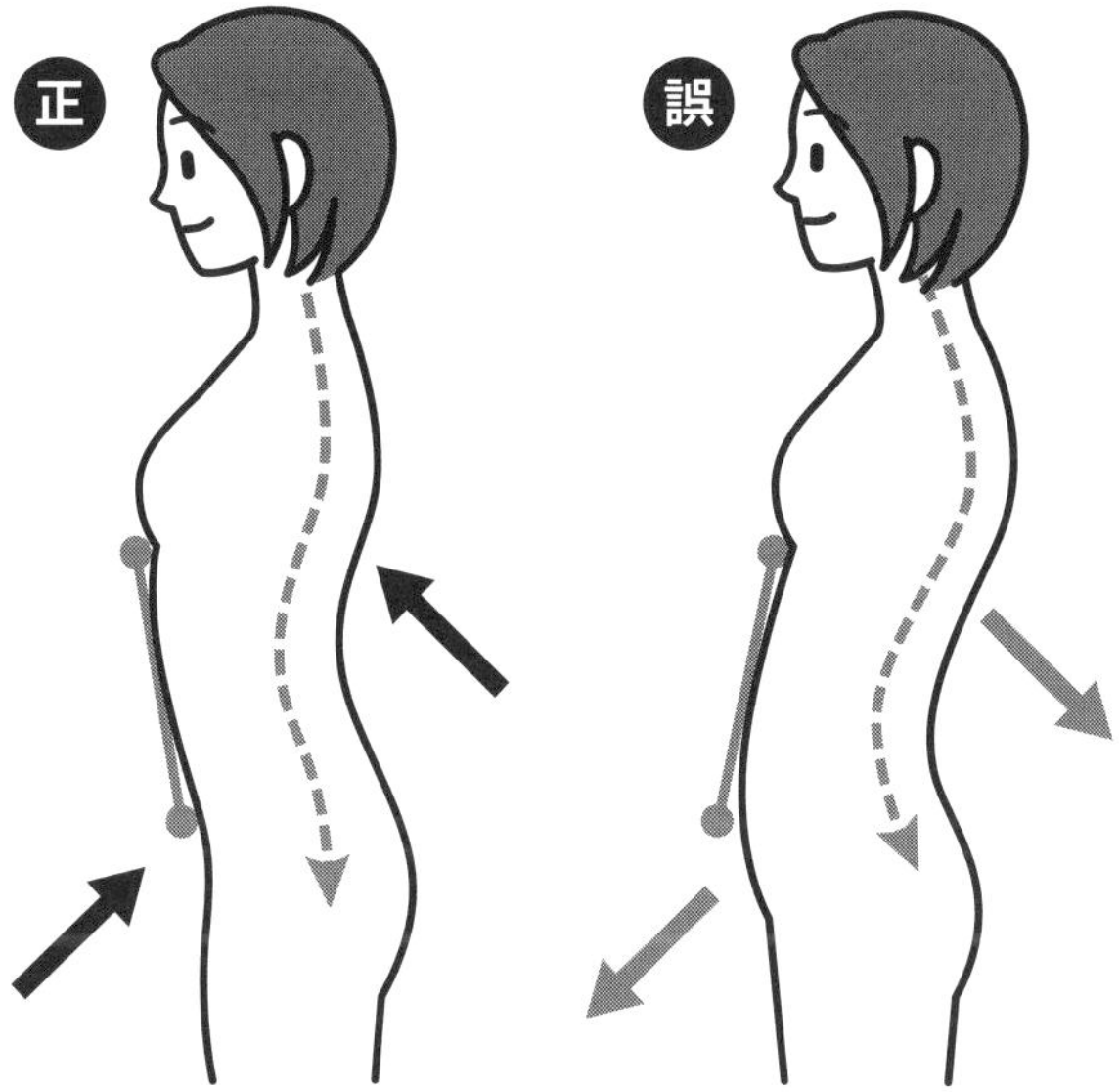

［正しい立ち姿勢］

すでに歩き方の準備編としてお話ししましたが、再度説明します。

正しい立ち姿勢は、まず下腹部を締め、みぞおちを前に出すようにして、胸腰部を前に出します。そして、重心を土踏まずの中央に持ってきます。

重要なのは、**下腹部よりもみぞおちが前に出ている状態になっていることです。**最初は前のめりに感じるかもしれません。それは、これまでがかかと体重になっていて、下腹部とみぞおちの前後の位置が逆だったからです。

前のめりであれば体重はつま先にかかっています。土踏まずの真ん中に体重がかかっていれば、それは前のめりではなく、重心が中心に来ている証拠です。これがニュートラルな状態です。
次に、よい姿勢のポイントを改めて確認しましょう。

［正しい立ち姿勢のチェックポイント］

❶ももの前の筋肉が緩んでいる
❷骨盤の骨が出ていない
❸腰が反っていない
❹お尻の筋肉が緩んでいる
❺下腹部よりみぞおちが前にある
❻重心が土踏まずの真ん中にある
❼肩の力は抜けているが、肩はきちんと開き肩甲骨が下がっている

鏡に自分の姿を映して、体をさわりながら確かめましょう。

下腹部が締まらなかったり、胸腰部が下腹部より前に出なかったりしてもあきらめないでください。使う筋肉を意識して、一つずつできるように、1日の中で何度もやってみてください。必ず、徐々に下腹部はへこみ、みぞおちが前に出てくるようになります。

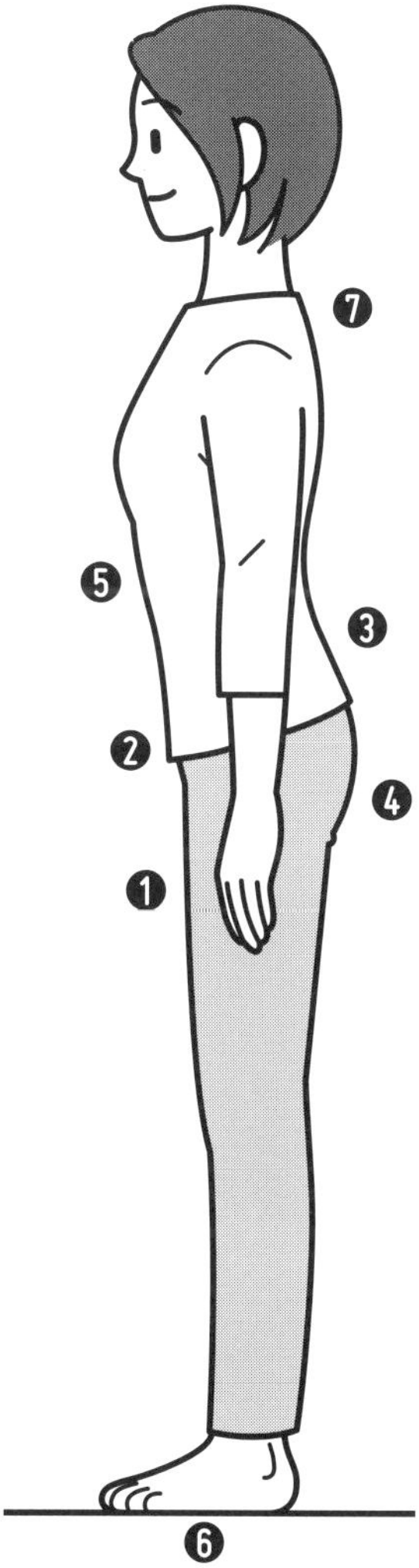
❼
❺
❸
❷
❹
❶
❻

おわりに

本書を最後までお読みいただき、ありがとうございました。

今まで常識だと信じていたことや、実践してきたことと違うことが書かれていて、戸惑われたかもしれません。

しかし、悪しき常識は、誰か発言しなければ、変わることはありません。

常識は、進歩により非常識になり、非常識は、進歩により常識となっていくのです。

もも裏歩きは、あなたの体の未来を、変えるものです。

この本を手にしていただいた方が、誰よりも早く、生涯、自分の足で歩ける「正しい歩き方」を身につけ、この先をずっと実践してくれることが、私の願いでもあります。

半年後、1年後、5年後、10年後と、年を重ねる度に元気になっていく——。

そんな結果を、ぜひ実感していただきたいです。

もも裏歩きが身につき、正しい歩き方が習慣になって、知らず知らずのうちに、筋力を強化され、関節も守られる。だからこそ、痛みがない体の状態を維持でき、いつまでも元気で暮らせる――。そんな人々が増えていくことを、心から望んでいます。

2019年3月

高木広人

もも裏《うら》歩《ある》きでひざの痛《いた》みがたちまち消《き》えた

2019年5月22日　初版第1刷

著　者——高木広人《たかぎひろひと》
発行者——坂本桂一
発行所——現代書林
〒162-0053　東京都新宿区原町3-61　桂ビル
TEL／代表　03(3205)8384
振替00140-7-42905
http://www.gendaishorin.co.jp/

カバー・本文デザイン—小口翔平・山之口正和・永井里実(tobufune)
カバーイラスト——伊藤美樹
本文イラスト——宮下やすこ

印刷・製本　㈱シナノパブリッシングプレス
乱丁・落丁本はお取り替えいたします。
定価はカバーに
表示してあります。

ISBN978-4-7745-1768-1　C0047